江苏省中医药发展研究中心
Jiangsu Research Center of Chinese Medicine Development

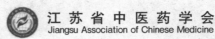 **江苏省中医药学会**
Jiangsu Association of Chinese Medicine

 中医药文化科普丛书

实用家庭卫生保健

主　　编　黄亚博

执行主编　李家宝　陈四清
　　　　　罗兴洪　杨　璞

东南大学出版社
SOUTHEAST UNIVERSITY PRESS

图书在版编目(CIP)数据

实用家庭卫生保健/黄亚博主编. —南京:东南大学
出版社,2018.8(2021.1重印)

ISBN 978-7-5641-7727-0

I.①实… Ⅱ.①黄… Ⅲ.①卫生保健 Ⅳ.①R161

中国版本图书馆 CIP 数据核字(2018)第 087135 号

实用家庭卫生保健

出版发行	东南大学出版社	
社　　址	南京市四牌楼 2 号(邮编:210096)	
出 版 人	江建中	
责任编辑	褚　蔚(Tel:025-83790586)	
经　　销	全国各地新华书店	
印　　刷	南京玉河印刷厂	
开　　本	700mm×1000mm　1/16	
印　　张	12.75	
字　　数	245 千字	
版　　次	2018 年 8 月第 1 版	
印　　次	2021 年 1 月第 2 次印刷	
书　　号	ISBN 978-7-5641-7727-0	
定　　价	45.00 元	

本社图书若有印装质量问题,请直接与营销部联系,电话:025-83791830

实用家庭卫生保健

指导委员会

陈亦江　刘沈林　黄亚博　方祝元　王佩娟
孙志广　曾庆琪　陈延年　葛惠男　张　琪
陆　曙　费忠东　冯广清　范从海　陆会均
李秀连　叶春晖　崔国静　沈雨春　史亚祥
王　华　王建彬

主　　编　黄亚博

执行主编　李家宝　陈四清　罗兴洪　杨　璞

副 主 编（按姓氏笔画排序）

杨　波　辛　昂　陈　宁　金亚明

编　　委（按姓氏笔画排序）

万凌峰　王晓凤　许丽娜　许妍妍　孙伯青
吴　玲　沈　颖　赵智明　徐　雯　霍介格

引 言

给我一百天，还你一百岁

> 昔在黄帝，生而神灵，弱而能言，幼而徇齐，长而敦敏，成而登天。
>
> 乃问于天师曰：余闻上古之人，春秋皆度百岁，而动作不衰；今时之人，年半百而动作皆衰，时世异耶？人将失之耶？
>
> 岐伯对曰：上古之人，其知道者，法于阴阳，和于术数，食饮有节，起居有常，不妄作劳，故能形与神俱，而尽终其天年，度百岁乃去。
>
> ——《黄帝内经·上古天真论》

相传在两千多年前，咱中华大地上有一位非常聪明、仁厚的"黄帝"，他向深谙养生、疗疾的天师"岐伯"请教了一个问题："我听说上古时候的人，年龄都能超过百岁，而动作仍不显衰老；而现在的人，年龄刚至半百，动作就都衰惫无力了，这是由于时代不同所造成的呢，还是因为今天的人们不讲究养生所造成的呢？"

岐伯回答道：上古时代那些懂得养生之道的人，能够取法于天地阴阳自然变化之理，进行养生、保健。他们的饮食有所节制，作息有一定规律，既不妄事操劳，又知节制房事，所以能够形神俱旺，协调统一，活到上天赋予的年龄，超过百岁才离开人世；但现在的人就不是这样了，把酒当水浆，滥饮无度，使反常的生活成为习惯。醉酒行房，因恣情纵欲而使阴精竭绝，因满足嗜好而使真气耗散，不知谨慎地保持精气的充满，不善于统驭精神，而专求心志的一时之快，违逆人生乐趣，起居作息毫无规律，所以到半百之年就衰老了。

1

岐伯接着说道：古代深懂养生之道的人在教导普通人的时候，总要讲到对各种外来病邪等致病因素应及时避开，心情要清静安闲，排除杂念妄想，以使真气顺畅，精神守持于内，这样疾病就无从发生。因此，人们就可以心志安闲，少有欲望，情绪安定而没有焦虑，形体劳作而不使疲倦，真气因而调顺，各人都能随其所欲而满足自己的愿望。人们无论吃什么食物都觉得甘美，随便穿什么衣服也都感到满意，大家喜爱自己的风俗习尚，愉快地生活，社会地位无论高低，都不相倾慕，所以这些人称得上朴实无华。因而任何不正当的嗜欲都不会引起他们注目，任何淫乱邪僻的事物也都不能惑乱他们的心志。无论愚笨的、聪明的、能力大的，还是能力小的，都不因外界事物的变化而动心焦虑，所以符合养生之道。他们之所以能够年龄超过百岁而动作不显得衰老，正是由于领会和掌握了修身养性的方法，而身体不被内外邪气干扰危害所致。

黄帝和岐伯的这段对话，不但告诉我们疾病可以预防，而且也有延年益寿的有效措施，还指出养生保健、延年益寿的具体方法，即精神上的修养、饮食起居的调节、环境气候的适应、体格的锻炼等。这种"心身共调"的养生策略，西方医学直到 20 世纪才认识到其中的深刻道理。1948 年世界卫生组织（WHO）成立时，在它的宪章中也首次全面、准确地向民众表述了健康的概念："健康乃是一种在身体上、心理上和社会上的完满状态，而不仅仅是没有疾病和虚弱的状态。"健康概念的提出，最终也促进了西医医学从"生物医学模式"向"生物—心理—社会医学模式"的转变。

黄帝和岐伯的这段对话，还有一句值得引起我们的思考，即人的天然寿命究竟是多少的问题，《黄帝内经》在这里告诉我们的是"百岁"。

荷兰解剖学家巴丰，采用生长期测算法：哺乳动物的寿命相当于生长期的 5～7 倍。人的生长期需要 15～20 年，由此测定人的自然寿命应为 100～175 岁之间。

哈尔列尔等科学家采用的性成熟期测算法：哺乳动物的寿命一般应为性成熟期的 8～10 倍。人的性成熟期为 13～15 岁，由此推算出人的自然寿命应为 100～150 岁。

美国赫尔弗利克采用细胞分裂次数与分裂周期的乘积计算法：人体细胞分裂

次数为 50 次,分裂周期为三年,由此测定人的自然寿命应在 110～150 岁之间。

由此看来,上天赋予我们炎黄子孙的寿命确实应该在百岁以上,但即使到了今天,我们中国人的平均寿命仅为 76.1 岁,其中男性为 74.6 岁、女性为 77.6 岁,离百岁还有 20 多年的目标,我们的人生被打了四分之一左右的折扣。

那么,是什么扼杀了我们中国人的长寿梦想呢? 主要是由于糖尿病、高血压、高血脂、冠心病等慢性病所致,而"以酒为浆,以妄为常,醉以入房,以欲竭其精,以耗散其真,不知持满,不时御神,务快其心,逆于生乐,起居无节"各种不良生活方式正是导致慢性病的元凶,"法于阴阳,和于术数,食饮有节,起居有常,不妄作劳"等五千年的中医养生文化正可帮助我们实现长寿的梦想。

为积极发挥中医药养生保健的特色优势,响应政府的"三进工程"(进农村、进社区、进家庭),江苏省中医药学会从 2007 年开始组织省内科普养生专家,先后成功编写并出版了《新农村卫生保健》和《实用社区卫生保健》,配合"江苏中医行,健康你我他"大型中医药科普活动,这两本书深受各地群众的欢迎,其中《新农村卫生保健》荣获了中华中医药学会"新中国成立 60 周年中医药科普图书"一等奖,累计印刷近 10 万册。

家庭是社会的基本单位,家庭是养生和保健的重要场所,一个人在家中的时间远远大于学习、工作、应酬的时间,因此如果能利用好在家的这段时间,多学习点养生保健知识,为自己为家人适当做些养生保健,对健康的裨益是不言而喻的。

党的十九大报告提出,"人民健康是民族昌盛和国家富强的重要标志",没有全民健康就没有全面小康,保障人民群众身体健康是全面建成小康社会的重要内涵。

中医中药是中国人民献给世界人民的瑰宝,也是打开中华文明宝库的钥匙,中医中药目前已经迎来天时、地利、人和的最好发展时机,为了让更多的家庭享受到中医中药发展的优良成果,充分利用好中医药,江苏省中医药发展研究中心、江苏省中医药学会再次集结全省医学科普专家,历时两年,精心编撰了这本《实用家庭卫生保健》图书。

3

全书依据国医大师王琦教授的体质养生学说、社会主义核心价值观、中国营养学会发布的《中国居民营养膳食指南(2016)》、国家药品食品监督管理局公布的药食同源品种等权威资料，运用中医的理论和方法诠释了其所蕴含的养生保健道理，一共一百节，每一节独立成篇，以利阅读。

　　全书内容权威、通俗、丰富、实用，真正看得懂、学得会、用得上，适合中国家庭阅读、学习、使用。现在开始，请花出一个小时的时间，跟着我们每天学习、学会、学懂一小节。"给我一百天，还你一百岁"，实现我们的健康长寿梦想吧！

编者

2018 年 5 月

百寿图

目录

CONTENTS

1

目录

CONTENTS

目录

CONTENTS

目录

CONTENTS

第一章
体质养生

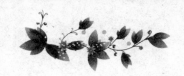

亿万苍生，九种体质，你是哪一种？

至 2017 年末，中国大陆总人口数已达 139 008 万，随着国家二孩政策的进一步落实，2018 年中国大陆的人口仍然会上升到一个新的高度。但不管中国的人口增长到多少，在北京中医药大学王琦教授的眼里，中华民族只有"九种人"，分别是平和质人、气虚质人、阳虚质人、阴虚质人、血瘀质人、痰湿质人、气郁质人、湿热质人、特禀质人。

王琦教授所说的这"九种人"分类法，其实就是近年来非常风靡的"中医体质学说"。

体质是指在个体生命过程中，在先天禀赋和后天获得的基础上表现出的形态结构、生理功能和心理状态方面综合的、相对稳定的特质；是人类在生长、发育过程中所形成的与自然、社会环境相适应的人体个性特征。

老百姓说："一龙生九子，子子各不同"。世界上没有一片相同的叶子，没有一条相同的河流，也没有一个完全相同的人，其本质的区别就是我们自己的体质。

成书于两千多年前的《黄帝内经》的《灵枢·寿夭刚柔》篇中曰："我之生也，有刚有柔，有弱有强，有短有长，有阴有阳"，说的就是遗传因素对我们体质的影响。

寒冷的冬天，有的人穿着羽绒服仍然觉得寒冷刺骨，南京中医药大学校园里却有一位练气功的老人穿着汗衫、短裤在站桩、推掌……这就是体质的不同而导致的御寒能力的不同。

一个班的同学，30 年后再聚会，当年性情急躁的体育委员得上了高血压，喜欢喝酒的老班长得上了脂肪肝，嗓音很好但喜欢吃糖的文娱委员患上了糖尿病，辣不怕不怕辣的"小辣椒"患了萎缩性胃炎……这也是因为体质不同而患上了不同的疾病。

同样是得了流感，甲像没事人似的，去澡堂泡了个桑拿就"百病消除"了；乙却发烧、咳嗽，请假休息了好几天；丙就更为不幸，去医院挂了好几天水才得以"死里逃生"；而丁竟得了重症肺炎，住进了 ICU 也没有能被抢救过来……这也

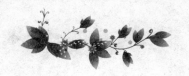

是因为体质不同,即使患了同样的病,预后也会可能不一样。

因此,体质对我们每一个人都十分重要。中医认为,体质是根本,体质不好,谈何健康？体质决定了我们的精气神！体质决定了对疾病的易感性！体质决定了患病后的预后和转归！

那么,你究竟是属于哪一种体质呢？请对照下面的识别表。

人以天地之气生,四时之法成。

气和而生,津液相成,神乃自生。

中国人九种体质简易识别表

体质类型	典型表现	心理特征
平和质	面色、肤色润泽,目光有神,嗅觉灵敏,精力充沛,睡眠良好,食欲香甜,二便通利	性格开朗,知足随和
气虚质	气短懒言,面色苍白,体倦乏力,自汗懒动,头昏头晕,口淡不渴,内脏脱垂,心悸健忘	性格内向,不喜冒险
阳虚质	畏寒怕冷,手足清凉,喜热饮食,精神不振,睡眠偏多,大便稀溏,性欲低下	性格沉静,反应缓慢
阴虚质	手足心热,口燥咽干,口渴,多喜冷饮,大便干燥秘结,小便黄赤	性情急躁,外向好动,活泼
痰湿质	腹部肥满松软,面部皮肤油脂较多,多汗且黏,咽喉多痰,神倦,懒动,嗜睡,胸脘痞闷,口中黏腻发甜,喜食肥甘甜黏	性格偏温和、稳重,多善于忍耐
湿热质	面垢油光,眼睛易充血红赤,面多痤疮,口苦口干,身重困倦,大便黏滞不畅或燥结,小便短黄	急躁易怒
血瘀质	面色黯淡,容易出现色素沉着,或多瘀斑,眼圈发黑,肌肤甲错,唇色紫暗,舌有瘀点,舌下络脉紫暗增粗	易烦,健忘
气郁质	神情抑郁,情感脆弱,烦闷不乐,胸闷不舒,时欲太息	忧郁脆弱,敏感多疑
特禀质	过敏体质者常见哮喘、风团、咽痒、鼻塞、喷嚏等;患遗传性疾病者有垂直遗传、先天性、家族性特征	随禀质不同情况各异

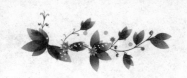

平和质者的养生关键点

平和质是一种以体态适中、面色红润、精力充沛、脏腑功能状态强健壮实为主要特征的体质状态。人群中 32.75% 的人为平和体质，男性多于女性。年龄越大，平和体质的人相对越少。

典型人物

孟河医派名家、江苏省中医院名医堂专家——张继泽名老中医是平和体质者的代表人物。

张继泽主任中医师，出生于 1926 年，至今已经 93 岁，是一个标准的"90 后"了。93 岁的张老仍然耳不聋、目不花，满面红光，精神矍铄，每周五个半天门诊，每次门诊接诊 30 位左右病人。令人惊奇的是，他都是自己亲手写病历，望闻问切，辨证论治，一气呵成，一次门诊下来，至少要写五六千字。

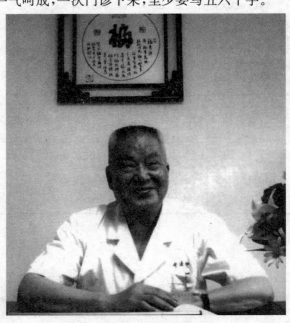

名老中医张继泽主任

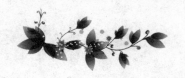

自我诊断

总体特征：阴阳气血调和，以体态适中、面色红润、精力充沛等为主要特征。

形体特征：体形匀称健壮。

常见表现：面色、肤色润泽，头发稠密有光泽，目光有神，鼻色明润，嗅觉通利，唇色红润，不易疲劳，精力充沛，耐受寒热，睡眠良好，胃纳佳，二便正常，舌色淡红，苔薄白，脉和缓有力。

心理特征：性格随和开朗。

发病倾向：平素患病较少。

对外界环境适应能力：对自然环境和社会环境适应能力强。

身心调养方法

在张继泽名老中医 90 岁生日庆典上，张老的弟子们纷纷讨教养生经验，张老用"简单"二字诠释了他的独特养生经验。

淡泊名利，知足常乐。张老认为人要健康长寿，最重要的是心胸开阔，知足常乐。人不可能一生都能一帆风顺，总会遇到困难、挫折，关键是如何面对，名利、地位、待遇都是身外之物，一定要学会泰然面对，淡泊明志，与世不争，知足才能常乐。

自然饮食，吃饱即可。张老一日三餐，定时定量，从不暴饮暴食，不饮酒、不吃辛辣煎炸食物，以清淡少盐少糖为主，多进新鲜蔬菜、水果，肉类坚持少吃"四条腿"（猪、牛、羊肉等），适当吃"两条腿"（鸡、鸭肉等），多吃"无腿"食物（鱼虾等）。

简单锻炼，适度运动。张老认为生命在于运动，但又反对过度运动、为了运动而运动。他锻炼的方式也很简单，除酷暑严寒外，早晚都坚持外出，下楼散步，每天不少于一万步。散步的同时顺带购置采购家庭所需日用品和新鲜荤素食品。此外，他仿古人导引术，自创徒手保健操，每日早晚揉眼圈、擦鼻翼、拉耳垂、摩颈项各 30 次。几十年来，张老一直坚持定时入睡，鸡鸣即起，不睡懒觉。

生命不息，工作不止。张老虽然已高龄九十多，但头脑清醒，腰腿硬朗，每周除门诊外，还有三个半天在办公室读书写作和诊治本院职工、亲属朋友介绍

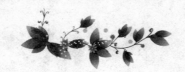

的患者,从未间断。既解决了病家的痛苦,又开阔了思路,不断提高临床治疗水平,怡然自得。他乐意开门带徒,认为通过带徒,与年轻的弟子相处,既能将孟河医派的宝贵学术经验传承下去,而且通过跟徒弟相互交流学习,与时俱进,不断年轻自己的心理年龄,不亦乐乎?

《黄帝内经》中早就指出了养生保健的最佳方法:"其知道者,法于阴阳,和于术数,饮食有节,起居有常,不妄作劳,故能形与神俱,而尽终其天年,度百岁乃去。"比较一下张老的"简单养生经",其实质正是自觉执行《黄帝内经》养生法则的典范。"淡泊名利,知足常乐"实是法天地阴阳和谐之道,保持心态的平衡;"自然饮食,吃饱即可"实是饮食有节,饥饱有序的运用;"简单锻炼,适度运动"实是不妄作劳、和于术数的有氧运动方式;生命不息,工作不止,也是一种锻炼方式,一种锻炼大脑而达到健身的方式,中医认为"主不明则十二官危",头脑保持聪明灵活,则五脏六腑分有序工,运化不息,不健康也难矣!

有句话叫"平平淡淡才是真",张继泽老中医的"简单养生经"看似平淡,却既是平和质者的养生关键点,也是我们养成平和体质的密码!

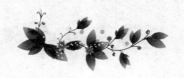

气虚质者的养生关键点

气虚体质是由于元气不足，以气息低弱，机体、脏腑功能状态低下为主要特征的一种体质状态。人群中气虚体质者约占 12.71%，女性、西部地区的人群中气虚质者较多见。

典型人物

神话故事《西游记》中的猪八戒是典型的气虚质者。

猪八戒好吃懒动，一动则气喘吁吁喊累，一动就出汗，总要找个地方坐下来休息，这就是气虚质者"中气不足"的表现。

中医认为，人体水液的代谢要靠气去推动，故气虚质者每易出现"肥胖"。猪八戒虽然是个和尚，多以素食为主，但仍然长得肥头大耳，除了与他吃得多有关外，主要就是因为他天生"气虚"，因此"喝凉水也会胖"的。

猪八戒还很贪睡，有点时间就偷偷睡上一觉，经常因为睡觉误事而被孙悟空"教训"。其实贪睡也正是因为他气虚运血无力，导致大脑供血不足，经常缺氧的缘故。气虚的人经常呵欠连天，易发瞌睡，就是这个道理。

自我诊断

总体特征：元气不足，以疲乏、气短、自汗等气虚表现为主要特征。

形体特征：肌肉松软不实。

常见表现：平素语音低怯，形体消瘦或偏胖、面色苍白、体倦乏力、精神不振、气短懒言、容易疲乏，常自汗出且动则尤甚，心悸食少，舌淡苔白、边有齿痕，脉虚弱。或伴有咳喘无力；或食少腹胀、大便溏泄；或脱肛、子宫脱垂；或心悸怔忡、精神疲惫；或腰膝酸软、小便频多，男子滑精早泄、女子白带清稀等。

心理特征：性格内向，胆小，不喜冒险。

发病倾向：易患感冒、内脏下垂等病；病后康复缓慢。

对外界环境适应能力：不耐受风、寒、暑、湿邪。

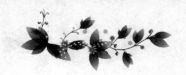

身心调养方法

精神调养：中医认为，脾主气，思伤脾，"思则气结"，过度思虑令脾气停滞，气血不足。气虚体质的人应该避免过度思虑、七情郁结。

起居调养：气虚质者不耐受风、寒、暑、湿邪，不耐劳作，容易水土不服，常遭六淫侵袭，要避免虚邪贼风，保暖御寒，季节交替、剧烈天气变化时要及时防范。

运动调养：中医认为，脾为气血生化之源，主肌肉、四肢。适量运动，可使气血流畅，滋养四肢骨骸，促进代谢，有益脾气的生化。但"过劳伤脾"，气虚体质要避免过度运动、劳作。气虚体质者选择适合自己的运动，如慢跑、散步、太极拳、健身舞蹈、瑜伽、登山等和缓的有氧运动，会更加行之有效。

饮食调养：气虚体质的人宜多食性平偏温、具有补益作用的食品。果品类有大枣、葡萄干、苹果、龙眼肉、橙子等；蔬菜类有白扁豆、红薯、淮山药、莲子、白果、芡实、南瓜、包心菜、胡萝卜、土豆、莲藕、香菇、黄豆等；肉食类有鸡肉、猪肚、牛肉、羊肉、鹌鹑等；水产类有淡水鱼、泥鳅、黄鳝等；调味类有麦芽糖、蜂蜜等。饮食宜温食温服，切忌过食寒凉、肥甘厚腻之品，因为寒凉伤中阳，厚味滞脾气，滋生痰湿，容易在气虚的基础上间夹痰湿体质。

中药调养：西洋参、太子参、党参、黄精、白术、茯苓、甘草、黄芪等均具有补气作用。四君子汤、补中益气汤、益气聪明汤、参苓白术散、玉屏风散等方剂均有较好的补气功效，可以在医生指导下使用。

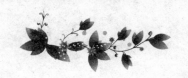

阳虚质者的养生关键点

阳虚质是指人体阳气不足,以虚寒现象为主要特征的体质状态。阳虚质者约占人群比例的 7.9%,在女性、东北地区、西北地区的人群中较多。

典型人物

电视剧《琅琊榜》中胡歌饰演的梅长苏,是个标准的阳虚体质代表人物。

> 遥映人间冰雪样,暗香幽浮曲临江。
> 遍识天下英雄路,俯首江左有梅郎。

这是北方巨擘"峭龙帮"帮主束中天初见梅长苏时所吟的诗句,配上演员胡歌清瘦的面容,其"冰雪样"的刻画就已经告诉我们这是一个很冷、很冷的男人,人见人冷。

说梅长苏是阳虚体质,不仅因为他的外表如冰似雪样白,更主要的是他特别怕冷,同样的天气,总比别人穿得多。举例来说,宗主大人是一个比东北大妈更爱貂皮的男人,他每次出场,大毛领子的披肩就是他的标配。他待在屋子里基本上都要燃碳取暖。宗主大人的毛毯和被子也都看起来很贵、很厚的样子,看书、聊天基本都要盖着腿部,生怕腿部受了寒冷。

自我诊断

总体特征:阳气不足,以畏寒怕冷、手足不温等虚寒表现为主要特征。

形体特征:肌肉松软不实。

常见表现:平素畏冷喜暖、手足不温,面色淡白无华,喜热饮食,精神不振、四肢倦怠、常自汗出,小便清长、大便时稀、舌淡胖嫩,脉沉迟乏力。或可见畏寒蜷卧、四肢厥冷,或腹中绵绵作痛、喜温喜按;或身面浮肿、小便不利;或腰脊冷痛、下利清谷;或阳痿滑精、宫寒不孕;或胸背彻痛、咳喘心悸;或夜尿频多、小便

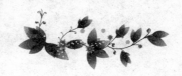

失禁等。

心理特征：性格多沉静、内向。

发病倾向：易患痰饮、肿胀、泄泻等病，感邪后易从寒化。

对外界环境适应能力：平素不耐寒邪，耐夏不耐冬，易感湿邪。

身心调养方法

精神调养：阳虚体质者以安静、沉静、内敛较为常见，常常情绪不佳，容易陷入抑郁、忧愁、悲伤中，甚则难以自拔。应该多听轻快、活泼、兴奋的音乐，增加光照和形体活动，多与人交流，多参加集体活动，心胸要舒展、宽广。

起居调养：注意保暖，增加运动。阳虚体质的人元阳不固，虚阳上扰，容易受惊吓，睡眠差，敏感，容易兴奋但会消沉，心神不稳定等，要非常注意保暖养阳，免伤寒邪。

运动调养：生命在于运动，"动能生阳"，要多增加户外活动，多晒阳光，接纳自然的阳气，以补充人体的阳气。

饮食调养：少吃、忌食生冷食品，多吃温热之品。如果品类的荔枝、榴梿、樱桃以及龙眼肉、板栗、大枣、核桃、松子等；蔬菜类的韭菜、辣椒、南瓜、胡萝卜、山药、黄豆芽等；肉食类的羊肉、牛肉、狗肉、鹿肉、鸡肉等；水产类的虾、黄鳝、海参、鲍鱼、淡菜等。麦芽糖、红茶、花椒、姜、茴香、桂皮等调料亦有补阳助阳作用。

中药调养：鹿茸、鹿角、鹿血、附子、杜仲、菟丝子、肉桂、补骨脂、益智仁、桑寄生、肉苁蓉、菟丝子等药物均有较好的补阳温阳功效。金匮肾气丸、右归丸、参茸丸、龟鹿二仙膏、还少胶囊等方剂有较好的治疗阳虚作用。可在医生指导下选择应用。

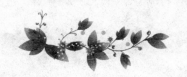

阴虚质者的养生关键点

阴虚质是指由于体内精、血、津、液等水分亏少，以阴虚内热和干燥等表现为主要特征的体质状态。阴虚质者约占人群的 8.89％，在女性、西北地区居民中较为多见。

典型人物

《红楼梦》里的王熙凤是一个标准的阴虚质代表人物。

王熙凤，金陵十二钗之一，贾琏的妻子，王夫人的内侄女，贾府通称"凤姐""琏二奶奶"。她精明强干，深得贾母和王夫人的信任，八面玲珑，左右逢源，思维敏捷，口才了得，但又心狠手辣、笑里藏刀，是一位颇有计谋的管家奶奶。

《红楼梦》里是这样描写王熙凤的："嘴甜心苦，两面三刀，上头一脸笑，脚下使绊子，明是一盆火，暗是一把刀"，经常莫名地焦虑，睡眠也差。中医认为，阴虚则火旺，火旺则血热易于妄行，故火旺的女子每多月经提前、月经量多，甚则出现崩漏。《红楼梦》第五十五回中说道：刚将年事忙过，凤姐儿便小月了，在家一月，不能理事，天天两三个太医用药……谁知凤姐禀赋气血不足，兼年幼不知保养，平生争强斗智，心力更亏，故虽系小月，竟着实亏虚下来，一月之后，复添了下红之症。这说明王熙凤因为过于操劳而流产了，而且由于阴虚火旺，迫血妄行，就又得了"下红"之症，通俗地讲，就是月经久延不净，这是"血崩"证的前兆。

自我诊断

总体特征：阴液亏少，以口燥咽干、手足心热等虚热表现为主要特征。

形体特征：体形偏瘦。

常见表现：手足心热，面色潮红，心中时烦，口燥咽干，或鼻微干，多喜冷饮，大便干燥，小便黄，舌红少津，脉细数。或伴有干咳少痰、潮热盗汗（肺阴虚）；或心悸健忘、失眠多梦（心阴虚）；或腰酸背痛、眩晕耳鸣、男子遗精、女子月经量少

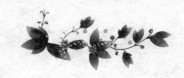

（肾阴虚）；或胁痛、视物昏花（肝阴虚）等。

心理特征：性情急躁，外向好动，活泼。

发病倾向：易患虚劳、失精、不寐等病；感邪易从热化。

对外界环境适应能力：耐冬不耐夏，不耐受暑、热、燥邪。

身心调养方法

精神调养："神"是人一切生命活动的外在表现，神的活动要消耗阴液的物质基础。阴虚质者性情较急躁，外向好动，活泼，常常心烦易怒，这是因为精神情志过度紧张，容易在体内化火，暗耗阴血，产生内热，更加重阴虚质的偏向，故应安神定志，以舒缓情志，学会喜与忧、苦与乐、顺与逆的正确对待，保持稳定的心态。中医认为静能生水、静能生阴，宁静安神，不让再消耗阴液阴血而滋生内热、扰乱心神。

起居调养：避免熬夜，生活工作有张有弛，居住环境宜安静。高温酷暑的环境能加重阴虚，故夏天要避免烈日曝晒，不宜过度出汗。冬天要注意节制房事，因为精液也是人体重要的阴液之一，要惜阴保精，不可过度耗竭。

运动调养：适合做中小强度、间断性的有氧运动，如太极拳、太极剑、八段锦、气功等动静结合的传统健身项目。避免剧烈运动，避免在炎热的夏季或闷热的环境中运动，以免出汗过多，损伤阴液。

饮食调养：多食猪瘦肉、鸭肉、绿豆、冬瓜等甘凉滋润之品，避免食用辛辣、温燥、辛辣食物，如花椒、茴香、桂皮、辣椒、葱、姜、蒜、韭菜、荔枝、桂圆、羊肉、狗肉等。药食同源之品如银耳、燕窝、黑芝麻、冬虫夏草、阿胶、麦冬、玉竹、百合、雪梨，均是养阴佳品。适合阴虚质者食用的食物还有：石榴、葡萄、枸杞子、柠檬、苹果、梨子、柑橘、香蕉、枇杷、阳桃、桑葚、罗汉果、西瓜、甘蔗、冬瓜、丝瓜、黄瓜、菠菜、生莲藕、银耳、百合等。宜吃的肉类有猪肉、兔肉、乌鱼、龟肉、鳖肉、蚌肉、海参、小银鱼、鲍鱼、淡菜等。

中药调养：肾阴又称元阴，是人的生命活动的基本物质，阴虚质重在滋补肾阴，代表方为六味地黄丸、大补阴丸等。常用药物如：熟地黄、山茱萸、山药、丹皮、茯苓、泽泻、桑葚、杞子、女贞子等，并根据脏腑归属不同合理选择药物，如肺阴虚用沙参、麦冬、百合等。用药禁忌：苦寒沉降、辛热温散，饮食当避辛辣。

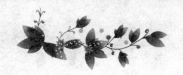

血瘀质者的养生关键点

血瘀体质是指体内有血液运行不畅的潜在倾向或瘀血内阻的病理基础，并表现出一系列外在征象的体质状态。约占人群的 7.95％，在女性、老年人、南部地区居民中居多。

典型人物

清朝大臣曾国藩是血瘀质的代表人物。曾国藩患有严重的皮肤病，周身奇痒难忍，久治难愈。他习惯于每天早晨起床后下围棋，虽两眼注视棋盘，两手却不停在身上搔抓，皮屑如蛇的鳞片一般一片一片脱落下来，因此人送雅号"癫龙"。

现在看来，曾国藩患的其实很可能是"鱼鳞病"。鱼鳞病的发病特点是皮肤干燥粗糙，分布一般对称，四肢伸侧较多，有时布满全身，有时主要在下肢前侧，掌跖部有轻重不同的角化。中医认为，人体肌肤要靠血液营养，鱼鳞病的发生每与"瘀血阻滞，体肤失养"有关，治疗每需运用血活化瘀之法治疗。因此推测曾国藩是血瘀体质无疑。

自我诊断

总体特征：血行不畅，以肤色晦暗、舌质紫黯等血瘀表现为主要特征。

常见表现：面色晦滞、肤色晦暗、色素沉着，容易出现瘀斑，眼眶黯黑，肌肤甲错，口唇黯淡，舌黯或有瘀点，舌下络脉紫黯或增粗，脉涩或结代。或可见头、胸、胁、少腹或四肢等处刺痛；口唇青紫或有出血倾向、吐血、便黑等；或腹内有癥瘕积块，妇女痛经、经闭、崩漏等。

形体特征：瘦人居多。

心理特征：性情急躁，心情易烦，健忘。

发病倾向：易患出血、癥瘕、中风、冠心病、疼痛等。

对外界环境适应能力：不耐受寒邪、风邪。

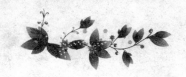

身心调养方法

精神调养：瘀血质者易烦、健忘，多数属情志不展、内向不开朗，所以应培养较广泛的兴趣爱好，活跃思维，不使气机郁结；多交朋友，培养开朗、乐观、平和的性格；积极参加社交、文体活动，如唱歌、跳舞、瑜伽、散步、慢跑、爬山等，有利于舒展肝气、促进活血通络。

起居调养：血遇热则行、遇寒则凝，寒主收引，瘀血质者多不耐受寒邪，故防寒保暖很重要。

运动调养：血滞则为瘀，宜多做运动，舒筋活络，以消散瘀血。宜采用有益于气血运行的运动项目，如易筋经、导引、按摩、太极剑、太极拳、五禽戏及各种舞蹈、慢跑等。但血瘀质者往往心血管功能已经较弱，不宜做大强度、大负荷的体育锻炼，在运动过程中如出现胸闷、恶心、头晕等不适症状，应该及时停止运动，必要时应去医院就诊。

饮食调养：活血化瘀，忌食寒凉。瘀血体质可少量喝酒，以红葡萄酒为佳；山楂消食化痰，亦可活血，金橘疏肝理气有助活血；温经活血的蔬菜类有韭菜、洋葱、大蒜、桂皮、生姜等，性凉活血的有生藕、黑木耳、竹笋、紫皮茄子、芸薹菜、魔芋等；水产类有螃蟹、海参；玫瑰花、茉莉花、藏红花泡茶代饮，有疏肝理气、活血化瘀之功。瘀血体质不宜吃收涩、寒凉、冰冻的食物。

中药调养：桃仁、红花、赤芍、当归、川芎、大黄、䗪虫、丹参、红景天、三七等中药有较好的活血化瘀作用，桃红四物汤、四物汤、丹参饮、大黄䗪虫丸等具有较好的治疗作用，可在医生指导下选择使用。

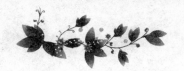

痰湿质者的养生关键点

痰湿质是由于水液内停而痰湿凝聚，以黏滞重浊为主要特征的体质状态。约占人群的 6.29％，在男性、中年人中多见。

典型人物

香港著名艺人沈殿霞可能就是痰湿质者的典型人物。

沈殿霞因身材肥胖丰满而被昵称为"肥肥""肥姐"，她被誉为香港第一金牌司仪，是无线电视台的镇台之宝。虽然在舞台上，沈殿霞光彩夺目，给我们带来了无数笑声，但因为过于肥胖，导致她自身的健康出了问题。由于长期患有糖尿病和高血压，沈殿霞于 2006 年停止了演艺工作。2007 年期间，沈殿霞多次因身体不适入院治疗，几度传出病危消息，引发民众关注。2008 年 2 月，沈殿霞因肝癌在香港病逝，终年 62 岁。

自我诊断

总体特征：以形体肥胖，腹部肥满，口黏苔腻等痰湿表现为主要特征。

形体特征：体形肥胖，腹部肥满松软。

常见表现：面部皮肤油脂较多，多汗且黏，神倦，懒动，嗜睡，身重如裹，胸脘痞闷，咳喘痰多，喜食肥甘甜黏，口黏腻或甜，舌体胖、苔腻，脉濡或滑；或食少，恶心呕吐，大便溏泄；或四肢浮肿，按之凹陷，小便不利或浑浊；或头身重困，关节疼痛重着、肌肤麻木不仁；或妇女白带过多等。

心理特征：性格偏温和、稳重，多善于忍耐。

发病倾向：易患消渴、中风、胸痹等病。

对外界环境适应能力：对梅雨季节及湿重环境适应能力差。

「百病多由痰作祟」。
肥人多痰，瘦人多火。

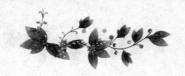

身心调养方法

精神调养：要培养更多的兴趣、爱好，树立工作、生活的目标，参加一些活泼、向上的文体活动，改变过于沉静的性格。合理安排休假、度假，以舒畅情志，调畅气机，改善体质，增进健康。

起居调养：痰湿质者对梅雨季节及湿重环境适应能力差，工作、居住环境宜向阳干燥，不宜在水湿低洼之处。要多晒太阳，因为阳光能够散湿气，振奋阳气；少用空调，衣服要宽松。熬夜易引起脂肪肝，加重痰湿体质，因此要合理作息，不要熬夜。

运动调养：痰湿质者多表现为浑身重浊无力，因此要坚持户外运动，促进出汗，舒展阳气，通达气机，以利散湿。适宜的运动有散步、慢跑、游泳、乒乓球、羽毛球、武术等。

饮食调养：宜清淡少盐，节制饮食，减少进食量，忌饮酒过多、恣食肥甘厚腻。可吃健脾祛湿的食物，如淮山药、薏米、白扁豆、赤小豆、鲫鱼和生姜等。生姜散湿作用特别好，还能够暖脾胃，促进发汗排湿。少吃酸性、寒凉、腻滞和生涩的食物，中医认为"酸甘化阴"，阴就是津液，酸甘食物可助长痰湿，如乌梅等。不宜多吃寒凉之性食物，如西瓜、雪梨、香蕉等。

中药调养：党参、白术、茯苓、山药、扁豆、薏苡仁、砂仁、白芥子、莱菔子、苏子、陈皮、莲子肉等中药有较好的作用，参苓白术散、三子养亲汤、五苓散、麻黄连翘赤小豆汤等有较好的治疗作用，可在医生指导下选择应用。

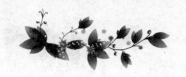

气郁质者的养生关键点

气郁质是由于长期情志不畅、气机郁滞而形成的以性格内向不稳定、忧郁脆弱、敏感多疑为主要表现的体质状态。约占人群的 8.73%，在女性、年轻人中为多见。

典型人物

《红楼梦》中的林黛玉是一个典型的气郁质人物。

黛玉的美让人由衷地心疼和爱怜。"两弯似蹙非蹙罥烟眉，一双似喜非喜含情目。态生两靥之愁，娇袭一身之病。泪光点点，娇喘微微。娴静似娇花照水，行动如弱柳扶风。心较比干多一窍，病如西子胜三分。"这首词写尽了林黛玉忧郁、迷离、梦幻、病态、柔弱、动静交融的美丽和气质。

自我诊断

总体特征：气机郁滞，以神情抑郁、忧虑脆弱等气郁表现为主要特征。

形体特征：形体瘦者为多。

常见表现：神情抑郁，情感脆弱，烦闷不乐，胸闷不舒，时欲太息，或性情急躁易怒，易于激动，舌淡红，苔薄白，脉弦；或可见胸胁胀痛或窜痛；或乳房小腹胀痛，月经不调，痛经；或咽中梗阻，如有异物；或颈项瘿瘤；或胃脘胀痛，泛吐酸水，呃逆嗳气；或腹痛肠鸣，大便泄利不爽；或气上冲逆，头痛眩晕，昏仆吐衄等。

心理特征：性格内向不稳定、敏感多虑。

发病倾向：易患失眠、脏燥、梅核气、百合病及抑郁等证。

对外界环境适应能力：对精神刺激适应能力较差，不适应阴雨天气。

身心调养方法

精神调养：气郁质者性格内向不稳定、敏感多虑、忧郁，所以要学会发泄，勿太敏感；学习道家养生观念，超凡脱俗，淡然入世，不过度思虑；多听轻松、愉悦

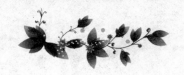

的音乐，参加唱歌、跳舞、体育运动等，使自己身心舒展。

起居调养：适宜旅游，徜徉于自然山水之间，体味山的雄伟气魄与大海的宽广胸怀，心旷神怡，气机舒展。要多交一些性格开朗的朋友，改变自己的性情。四季养生以春季为主，舒展形体，活动筋骨。阴雨天气，要调节心情，尽量安排参加乐观的活动。

运动调养：可坚持较大量的运动锻炼，大强度、大负荷的练习是一种很好的发泄式锻炼，如跑步、登山、游泳、打球、练武等，这些活动有鼓动气血，疏发肝气，促进食欲、改善睡眠的作用。多参加集体活动和群体性的运动项目，以便更多地融入社会。

饮食调养：条达肝气，适补肝血，具有辛香类的水果大多有疏肝作用，如：佛手、橘子、柚子、橙子等；较适宜的瓜果蔬菜类有：薄荷、洋葱、丝瓜、香菜、萝卜等；龙眼、红枣、桑葚、枸杞子、葡萄干、蛋黄等可以补肝血。少量饮酒有助解郁活血，但不宜过量。

中药调养：醋柴胡、枳实、当归、佛手、合欢皮、百合、白芍、夜交藤等中药有较好的疏肝理气、安神解郁作用，逍遥散、柴胡疏肝散、越鞠丸等有较好的治疗功效，可在医生指导下选择应用。

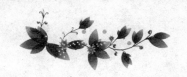

湿热质者的养生关键点

湿热体质是以湿热内蕴为主要特征的体质状态。约占人群的9.88%，以东部、南部地区、华北地区的居民居多。

典型人物

傅彪被誉为中国影视界最好的"绿叶"，塑造了很多荧屏上让人印象深刻的角色。但天妒英才，他42岁就因为肝癌离开了人世，而导致他患肝癌的原因，可能与他经常喝酒有关。

关于傅彪得肝癌的病因，有一种说法是这样的：傅彪成名前曾被朋友骗走30万元巨款，为还债去一家广告公司打工，从业务员做起。一次，他为了与竞争对手争一项户外广告，竟然在"喝酒竞争订单"的较量中一口气喝下八两多白酒。醒来后，他在马桶边趴了半小时。压力也是生存的动力，就这样，傅彪一直做到常务副总，每天都得陪客户喝酒，喝完吐，吐完喝。由于不得不在酒桌上应酬，承受"顶债"和被追债的精神压力，加上过度劳累，傅彪于1995年患上肝病，高血糖和高血压又一起向他袭来，这为日后患肝癌埋下了隐患。后来随着傅彪出演冯小刚的几部戏，他成名了，大红大紫，终于还清了全部债务，但猛喝酒也毁了他的肝。

中医认为，白酒具有舒筋活血、通脉解毒、温中散寒、兴奋提神、宣导药势等多重作用，但由于酒性温，味甘、苦、辛，最能生湿热，也最易伤害肝脏。

傅彪由于长期大量饮酒，形成了湿热体质，最终被肝癌夺去了生命。

自我诊断

总体特征：湿热内蕴，以面垢油光、口苦、苔黄腻等湿热表现为主要特征。

形体特征：形体中等或偏瘦。

常见表现：湿热体质的表现面部油光泛滥，粉刺痤疮滋生，大便黏滞，男性多出现阴囊潮湿症状，女性则表现为白带增多。舌质偏红，舌苔黄腻，脉象多见

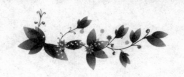

滑数。患者性情急躁,易怒,无法耐受湿热环境,易患黄疸、火热症、疖肿等。

心理特征:容易心烦气躁。

发病倾向:易患疮疖、黄疸、热淋等病。

对外界环境适应能力:对夏末秋初湿热气候,湿重或气温偏高的环境较难适应。

身心调养方法

精神调养:湿热质容易心烦气躁、紧张焦虑,因此应该注意静养心神,静能生水清热,有助于肝胆舒畅。要保证睡眠,静养心神;心无杂念,意守丹田,练习深呼吸;多听流畅悠扬舒缓的音乐;练习瑜伽、气功、太极拳或舒展优雅的舞蹈等。

起居调养:居室宜干燥、通风良好,避免居处潮热,可在室内用除湿器或空调改善湿热的环境。选择款式宽松,透气性好的天然棉、麻、丝质服装。注意个人卫生,预防皮肤病变。保持充足而有规律的睡眠,睡前半小时不宜思考问题、看书、看情节紧张的电视节目,避免服用兴奋饮料,不宜吸烟饮酒。保持二便通畅,防止湿热积聚。

运动调养:宜做中长跑、游泳、各种球类、武术等强度较大的锻炼。夏季应避免在烈日下长时间活动,在秋高气爽的季节可选择经常爬山登高,更有助于祛除湿热。也可做八段锦,在完成整套动作后将"双手托天理三焦"和"调理脾胃须单举"加做1~3次,每日1遍。

饮食调养:宜选用甘寒或苦寒的清利化湿食物,如绿豆(芽)、绿豆糕、绿茶、芹菜、黄瓜、苦瓜、西瓜、冬瓜、薏苡仁、赤小豆、马齿苋、藕等。少食羊肉、动物内脏等肥厚油腻之品,以及韭菜、生姜、辣椒、胡椒、花椒及火锅、烹炸、烧烤等辛温助热的食物。

湿热质者多喝薏仁茶,薏仁又名薏苡仁、薏米、苡仁,是常用的中药,又是普遍、常吃的食物。味甘淡微寒,有利水消肿、健脾去湿、舒筋除痹、清热排脓等功效,为常用的利水渗湿药。薏米可以去湿,下火,去痘。煲完汤后,汤渣也可以吃。偏于温性的艾叶、佩兰,可以除湿;偏于凉性的竹叶、荷叶可以清热,每天泡茶喝,帮助清除体内的湿热。

中药调养:清热祛湿是治疗大法,代表方为:泻黄散、泻青丸、甘露消毒丹等。常用药物:藿香、山栀、石膏、甘草、防风、龙胆草、当归、茵陈、大黄、羌活、苦参、地骨皮、贝母、石斛、茯苓、泽泻、淡竹叶、车前草等。用药禁忌:刚燥温热、甜腻柔润、滋补厚味之品要慎用。

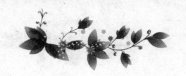

特禀质者的养生关键点

特禀质又称特禀型生理缺陷、过敏，是指由于遗传因素和先天因素所造成的特殊状态的体质，主要包括过敏体质、遗传病体质、胎传体质等。约占人群的4.91％，以儿童、城市居民为多。

典型人物

"甜蜜蜜，你笑得甜蜜蜜，好像花儿开在春风里，开在春风里。在哪里，在哪里见过你，你的笑容这样熟悉……"有些歌，无论流行转了几个圈，它永远不会过时，何时唱起都能激起你心底的一片涟漪。有些人，代表了一个时代，无论过多少年都不会被大家遗忘。

邓丽君就是这样一个划时代的人物，她倾心演绎世间情，只要她一张口，甜美的歌声就能将听众成功吸引，难怪有人说有华人的地方就有邓丽君的歌声。

然而，就是这样一位集美丽与才气于一身的明星，一生却只有短短的四十二年。1995年5月8日16时许，邓丽君因长期感冒未愈伴随支气管炎引起支气管哮喘发作，由于交通堵塞延误救治时间和使用支气管扩张喷剂过量，致使脑部重度缺氧和心脏停顿，于泰国清迈兰姆医院接受近45分钟的全力抢救，17时30分许，邓丽君被院方证实错失有效救治时机以致抢救无效逝世。邓丽君如流星飞逝，神秘而传奇，但她温柔的声音却征服了数亿听众的心，永久地留在了人们的记忆中。

邓丽君的突然离世，留给我们无限思念的同时，也让我们知道了"支气管哮喘"这个呼吸道疾病的厉害与无情，而这正是一个典型的特禀者易患的疾病。

自我诊断

总体特征：先天失常，以生理缺陷、过敏反应等为主要特征。

形体特征：过敏体质者一般无特殊；先天禀赋异常者或有畸形，或有生理缺陷。

> 「肾为先天之本，脾为后天之本」。
>
> 特禀质者养生以健脾、补肾为主。

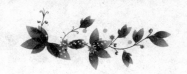

常见表现：过敏体质者常见哮喘、风团、咽痒、鼻塞、喷嚏等；患遗传性疾病者有垂直遗传、先天性、家族性特征；患胎传性疾病者具有母体影响胎儿个体生长发育及相关疾病特征。

心理特征：随禀质不同情况各异。

发病倾向：过敏体质者易患哮喘、荨麻疹、花粉症及药物过敏等；遗传性疾病如血友病、先天愚型等；胎传性疾病如五迟（立迟、行迟、发迟、齿迟和语迟）、五软（头软、项软、手足软、肌肉软、口软）、解颅、胎惊、胎痫等。

对外界环境适应能力：适应能力差，如过敏体质者对易致过敏季节适应能力差，易引发宿疾。

身心调养方法

精神调养：对自己的特禀体质状态要充分了解，正确掌握应对措施，不要过于紧张，哮喘等过敏性疾病发作时要冷静、乐观对待。

饮食养生：特禀体质对食物的敏感性因人而异，凡易诱发过敏的食物或促进免疫反应的食物，如荞麦、蚕豆、白扁豆、牛肉、鹅、鲤鱼、虾、螃蟹、芥末、咖啡、香菜、竹笋、辣椒等，尽量避免食用。

运动调养：积极参加各种体育锻炼，增强体质。但对于哮喘患者来说，要注意运动诱发哮喘。运用时要注意防寒保暖，避免发生感冒。

起居调养：特禀体质对外界环境适应能力差，如过敏体质者对易致过敏季节、环境、气候、甚至温度、尘埃等适应能力差，易引发宿疾。故居室要注意经常开窗通风，保持室内清洁，被褥、床单要经常洗晒，可防止对尘螨的过敏。针对能引起自己过敏反应的不利因素，尽量避免或采取应对措施；必要时，对不利的居住环境要迁居避开。

中药调养：麻黄、黄芪、苏叶、白术、防风、蝉衣、乌梅、益母草、紫草、当归、生地黄、黄芩、丹皮、苍耳草、白鲜皮、地肤子、穿山龙等中药均有一定抗过敏作用，玉屏风散、消风散、过敏煎等有较好的治疗作用，可以在医生指导下辨证选用。

第二章

情志养生

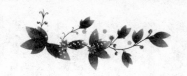

七情六欲人之常，我的情绪我做主

中医将人体的不同情绪变化归纳为喜，怒、思、忧、悲、恐、惊七种不同的表现，简称"七情"，并认为"五脏生五志"，其中喜（惊）为心志，思为脾志，怒为肝志，恐为肾志，悲（忧）为肺志。

正常的不同情志活动，有利于人体的阴阳平衡，保证相应脏腑的各项生理功能的正常。但如若七情失调，超过了人体所能调节的范围，使人体气机紊乱，脏腑阴阳气血失调，则可导致疾病的产生，此时的七情则成为一个致病因素。

情志过激或情志刺激过久，可直接伤及内脏。不同的情志可伤及不同的脏腑，《素问·阴阳应象大论》中说：喜伤心，怒伤肝，悲伤肺，思伤脾，恐伤肾。

喜伤心：突然的狂喜，即过喜的异常情志，可导致"气缓"，心气涣散，损伤心脏，常出现心慌，心悸，失眠，多梦，健忘，多汗出，胸闷，头晕，头痛，心前区疼痛，甚至神志错乱，喜笑不休，悲伤欲哭，多疑善虑，惊恐不安等症状，可导致一些精神、心血管方面的疾病发生，严重者还可危及人的生命。如大喜时造成中风或猝死，中医称之为"喜中"。《精忠说岳》中说到，牛皋得胜而骑在金兀术背上，结果气死了金兀术，而牛皋也因高兴过度，哈哈大笑而死。成语"得意忘形"，即说明由于大喜而神不藏，不能控制形体活动。

怒伤肝：大怒、过怒易伤肝，导致肝失疏泄，肝气郁积，肝血瘀阻，肝阳上亢等病证，出现胸胁胀痛，烦躁不安，头昏目眩，面红目赤，有的则会出现闷闷不乐，喜太息，嗳气，呃逆等症状。人体发怒时可引起唾液减少，食欲下降，胃肠痉挛，心跳加快，呼吸急促，血压上升，血中红细胞数量增加，血液黏滞度增高，交感神经兴奋。长此以往，会使人患上高血压等心脑血管疾病。对患有心脑血管病者，可导致病情加重，诱发中风、心肌梗死等，危及性命。古典名著《三国演义》中有这样一段故事：诸葛亮平定南方后，领 30 万精兵出祁山伐魏，魏王曹睿派曹真、王朗率 20 万人马迎敌。两军对阵，王朗企图劝诸葛亮投降，诸葛亮听罢仰天大笑，痛斥王朗"罪恶深重，天地不容！天下之人，愿食汝肉……"，结果王朗恼羞成怒，气满胸膛，大叫一声，摔下马来，死在马下。

忧（悲）伤肺：肺开窍于鼻，故当人因忧愁而哭泣时，会痛哭流涕。肺主气，

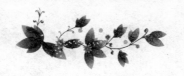

为声音之总司，忧愁悲伤哭泣过多会导致声音嘶哑，呼吸急促等。肺主皮毛，故忧愁会使人的面部皱纹增多，容易生成斑秃、神经性皮炎、牛皮癣等皮肤病。俗话说："多愁多病，越忧越病"，"忧愁烦恼，使人易老"，"愁一愁、白了头"，事实真是如此。东周伍子胥，因无计闯过昭关，一夜之间愁白满头青发；唐代文学家柳宗元，才华出众，但由于遭到打击，长期被贬，沉闷、忧郁的贬谪生活把柳宗元折磨得形容憔悴，体质虚弱，得了毒疮又患霍乱，47岁就含恨长逝了。人在悲伤忧愁时，可使肺气抑郁，耗散气阴，出现感冒、咳嗽等症状。《红楼梦》里的林黛玉，性情孤僻，多愁善感，最终在贾宝玉与薛宝钗成亲之日忧伤而死。

思伤脾：思为脾志，因而过思则易伤脾。脾主运化，故当人在思考或焦虑时，往往会出现饮食无味、食欲下降，有的还可出现嗳气、恶心、呕吐、腹胀、腹泻等消化道疾病所表现出的一系列症状；有的妇女可以因为工作紧张，思想高度集中，导致月经量少，经期紊乱等，这与脾主统血的功能相一致。伤脾可以表现为气血不足所致的乏力，出现头昏、心慌、贫血等症状。《三国演义》中的蜀国军师诸葛亮，虽一生足智多谋，运筹帷幄之中，决胜于千里之外，但最终却因思虑过度而死。

恐伤肾：人在受到剧烈惊恐之时，会出现大小便失禁、遗精滑泄，这与肾主前后二阴、肾司两便的功能相关。故《素问》里说："恐则气下"。肾藏精，生髓充脑，人受到惊吓后，会突然昏厥，不省人事，与肾藏精、生髓充脑功能有关。惊恐过度还会导致猝死。恐惧伤肾，精气不能上奉，则心肺失其濡养，水火升降不交，可见胸满腹胀、心神不安、失眠等症状。所以《灵枢》里说："肾气虚则厥，实则胀，五藏不安"。《三国演义》中记载长坂桥前，张飞孤身一人喝退曹兵百万，在这场较量中，曹军败退的一个关键因素就是——夏侯杰死亡。张飞厉声大喝曰："我乃燕人张翼德也！谁敢与我决一死战？"声如巨雷。曹军闻之，尽皆股栗。曹操急令去其伞盖，回顾左右曰："我向曾闻云长言：翼德于百万军中，取上将之首如探囊取物。今日相逢，不可轻敌。"言未已，张飞睁目又喝曰："燕人张翼德在此！谁敢来决死战？"曹操见张飞如此气概，颇有退心。飞望见曹操后军阵脚移动，乃挺矛又喝曰："战又不战，退又不退，却是何故！"喊声未绝，曹操身边夏侯杰惊得肝胆碎裂，倒撞于马下。

因此，我们要做自己情志的主人，既要该怒则怒、该笑则笑，又要学会合理掌控自己的情绪。《吕氏春秋》中说："欲有情，情有节，圣人修节以止欲，故不过行其情也。"讲的就是节制法，即节制、调和情感，防止七情过激，从而达到心理平衡。

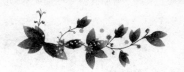

现代研究表明,只有善于避免忧郁、悲伤等不愉快的消极情绪,使心理处于怡然自得的乐观状态,才会对人体的生理起良好的作用,这样能提高大脑及整个神经系统的功能,使各个器官系统的功能协调一致,不仅焦虑、失眠、头痛、神经衰弱等轻度的心理疾病可避免,即使是严重的心理疾病,也会减轻或减少发病机会。

家庭和睦人康寿

格鲁吉亚有位农妇活了 132 岁零 91 天。在她 130 周岁时,有记者问她长寿的秘诀,她回答:首先是家庭和睦。

家庭和睦是家庭人际关系谐和的反映,美国两位心理学教授通过长达近 20 年的研究发现:影响寿命的决定性因素中,排第一位的是"人际关系"。他们说人际关系可能比水果蔬菜、经常锻炼和定期体检更加重要。哈佛大学医学院一项对 268 名男性的跟踪调查也发现:一个人生活中真正重要的就是和别人的关系,缺乏社会支持,对健康的危害与吸烟和不运动不相上下。

家庭是个体人际交往最多的地方,家庭和睦,就为个体提供了人际关系和谐的最佳场所。俗话说"家和万事兴","家不和,遭人欺",一个家庭中如果没有互敬互爱、尊老爱幼的美德,则不但家庭气氛不和谐,而且也影响家人的身体健康。

夫妻是家庭和睦的主角

夫妻是家庭中的主要角色,夫妻之间首先要学会和睦相处。

春秋时期,晋国大臣郤芮因罪被杀,儿子郤缺也被废为平民,务农为生。郤缺不因生活环境和个人际遇的巨大变化而怨天尤人,而是一面勤恳耕作以谋生,一面以古今圣贤为师刻苦修身,德行与日俱增。不仅他的妻子甚为仰慕,就连初次结识的人也无不赞叹。一次郤缺在田间除草,午饭时间妻子将饭送到地头,十分恭敬地跪在丈夫面前,郤缺连忙接住,频致谢意。夫妻俩相互尊重,饭虽粗陋,倒也吃得有滋有味。此情此景,感动了路过此地的晋国大夫胥臣,一番攀谈后他认为郤缺是治国之才,极力举荐他为下军大夫。后来郤缺立大功,升

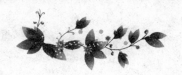

为卿大夫。这就是成语"相敬如宾"的由来，指的是夫妻在地位平等基础上互相敬重、爱护、感恩，建立动态平衡和谐的两性关系。

孝顺老人是家庭和睦的关键

尊老爱幼是我们中华民族的传统美德，几千年来一直被倡导，宋代著名文学家欧阳修曾写下千古名句："老吾老以及人之老，幼吾幼以及人之幼。"我们每个人都有年幼及年老的时候，因此，尊老爱幼既是对别人的关爱，也是对自己的关爱。

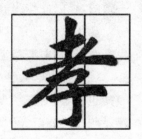

"孝"的汉字构成，上为老、下为子，意思是子能承其亲，并能顺其意。难怪有人说，孝顺孝顺主要是顺呢，而顺的核心在于"尊"，就是要尊重老人的意愿、顺从老人的想法。尊老不仅要落实在物质上，更要体现在精神上。每年的新春佳节，就是我国的一个传统的尊老节，当儿女们大包小包地给老人送去年货时，老人是满足的，不为那大包小包，而为那大包小包中透出的一份情。可是老人们往往只能在节日里享受这短暂的满足，平时老人是孤寂的。老人更需要的是和家人的团聚与交流，能多和孙子、孙女在一起比吃什么补品都好，子女的一个电话都能让他们开心好一阵。所以，尊老不仅仅是物质上给予满足，更要有精神上的关爱，应该"常回家看看"。

爱幼有方使家庭和睦代代相传

现在中国很多都是独生子女家庭，因此出现了八个甚至更多长辈捧着一个"龙蛋"孩子的现象，几乎每个家庭都十分重视对孩子的关爱。孩子小，疼爱是应该的，这是人之常情，但爱幼的方式很关键，过分的溺爱只会把小孩宠坏，从而影响到孩子的成长。孩子是一张白纸，教育就是笔墨，爱幼的方式直接关系到未来的画卷。现在孩子少了，所以也就更加宝贝了，往往是两个大家庭的核心，家长们恨不得把孩子的什么事情都包办了，导致许多孩子十多岁了生活还不能自理，也养成了个别小孩的懒散与自私，这种爱幼其实是对孩子的不负责任。自私的孩子长大后不但难以融入社会，与家人相处也不会和睦。所以，爱幼必须以培养孩子的优良品德为基础，以培养孩子的独立性为方向。给孩子提供必需的生活保证，教孩子起码的生活能力，树立孩子正确的是非观点，这才是爱幼的方向。

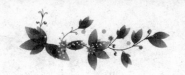

养神百法静为先

　　静，即清静、心静，具体指心无邪思、心无杂念、清心静欲等。尽管我国古代有不同的养生流派和众多见仁见智的养生方法，但对"静"的重要性的认识则是一致的，皆以此作为养生的基本方法，强调养神务先求静。

　　现代医学研究发现，精神上完全放松，达到静的境界后，可导致体内一系列生理改变：脑电波稳定而有节律，能量消耗减少，心跳和呼吸频率减慢，肌肉放松，氧消耗降低，微循环改善，脑血流量增加，血压下降，作为"疲劳素"的血中乳酸盐也明显下降，大脑会分泌出一种"快乐物质"——内啡肽，使人体产生愉快感。所以心静对人体确实很有益。

　　要做到心静，需从静六欲、节喜怒、僻静居、安胎孕等多方面入手，将"静"融于一切日常生活之中。

静六欲

　　少私寡欲是静神的主要手段，对于名誉、地位、金钱等身外之物，不必过于苛求，不要看得太重。色食性也，性欲是人的本能，正常的性生活有益健康，但过度则伤害身心，一切应有尽有顺其自然，凡事以理收心，知足常乐。

节喜怒

　　莫过喜，莫要大怒，莫要忧愁，不要恐惧，也不要因悲伤而大哭，达到《黄帝内经》所说的"恬淡虚无，正气从之，精神内守，病安从来"的"静"的境界。不为一时一事而过喜，亦不为一时一事而动怒，时时告诫自己保持气和志舒、无忧无虑的心境，遇到突发的事件，能坦然处之，静若处子。

僻静居

　　古人言"静益寿，噪损寿"。清静养生学派认为，安静的居住环境有益身体健康，可尽量设计或安排安静幽雅协调的居住环境。还可利用节假日，暂时远

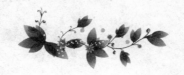

离大音箱似的喧嚣闹市，郊游踏青，寻访古迹，看云飘叶落、花开泉涌，听鹤鸣松涛、嫩竹拔节，准会心旷神怡，消除工作之疲劳，减轻心理之负担，有益健康。此外，居静处，则目清耳静而神气内守心不劳。《千金要方》中有"耳听淫声，目睹邪色，更伤其神"之说。当然，在现实生活中，不视不听不可能做到，但寡视少听，减少外界刺激是容易做到的，所谓眼不见心不烦，耳不听也就心不乱，道理也在于此。因此，禁止放映黄色录像影碟，禁止刊印黄色淫秽书刊等，可以减少对青少年的身心毒害，减少性犯罪等。

安胎孕

胎儿与母体是一个不可分割的整体，孕妇七性不节，将会殃及胎儿，影响胎儿身体及智力的发育。妇女在怀孕时应保持性情平和，调节心神，节制嗜欲，遇事不烦等等。美国心理学家通过大量调查研究后发现，怀孕时如果母亲有严重紧张、焦虑，孩子长大后情绪常不稳定。还有人认为，在胎儿7～10周时，如孕妇情绪不稳定，有导致唇腭裂发育畸形的可能。所以，舒适幽静的环境、舒畅恬静的心绪，对腹内胎儿的正常发育是非常可贵的。心静养生，应从母体怀孕时开始。

知足常乐悦心神

钱权买不到快乐

知足常乐，语出《老子·俭欲第四十六》："罪莫大于可欲，祸莫大于不知足；咎莫大于欲得。故知足之足，常足。"意思是说：罪恶没有大过放纵欲望的了，祸患没有大过不知满足的了；过失没有大过贪得无厌的了。所以知道满足的人，永远是觉得满足的快乐的。

人的需要可以分为物质需要和精神需要，前者如空气、食物、水、阳光及生产资料，后者如学习、交际、劳动、发展智力及参加社会活动等。当人的需要得到满足或基本满足时，便产生积极肯定的情绪体验，如愉快、高兴、欢乐、满意、

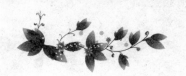

喜悦等；当人的需要得不到满足时，或与他本人的需要刚好相反时，便会引起消极或否定的情绪体验，如愤怒、哀怨、忧郁、焦虑、紧张等。人活在世上，就有吃饭、穿衣、住房、结婚、生子、读书、工作、交往等需要，但这些需要是受到社会经济条件，乃至社会制度制约的。有的需求通过努力争取可以得到满足，但有的即使是通过了很大的努力，甚则付出很大的代价，也难以得到满足。因此个人的需要不能毫无节制，要适可而止，知足常乐。"比上不足，比下有余"，就是人们在种种需要得不到满足时最好的自我排遣方法。古人云："衣食随缘，自然快乐"，也是要求人们甘守清贫，淡泊名利，与周围环境保持协调一致，不要追求过高，将自己的需要与现实的社会生活相结合，不要违背客观条件，不超越社会实际，不脱离现实去追求难以达到的事情。

知足常乐者更长寿

　　知足是一种自我心理的调适，它可以化解有损健康的欲望、得失、贪求等情绪，用心静怡然的气度和豁达开朗的心情代替。有人调查了 109 例 70～105 岁的老人，发现他们的情绪主要状态是：知足常乐、自甘淡薄、不图名利地位，胸襟开阔、心情舒畅，遇事看得开、想得通。与此相反，波士顿大学的一位体育生理专家搜集了大量短命者资料，发现精神抑郁、忧愁悲伤是导致早夭的主要原因。

　　春秋战国时代的孔子是知足而长寿的典范，在医学极不发达的时期，他享年 73 岁，实属罕见。他的长寿之道就是豁达大度，保持常乐。孔子在周游列国过程中遭到不少冷遇，但他"在邦无怨，在家无怨"，"不怨天，不尤人"。在养生方面，他坚持"三戒"：年轻时不沉迷于儿女之情，壮年时不好胜喜斗，老年时不贪得无厌。

　　唐代大医学家、养生家孙思邈也是知足常乐的典范，隋文帝、隋炀帝、唐太宗、唐高宗等都曾给他加官封爵，均被他婉言谢绝。他一心致力于医药、养生研究，活到一百多岁，身后留下《千金要方》和《千金翼方》两部名著。他把自己的养生经验归结为"十二少"，特别提到要少愁、少怒、少念、少欲等，成为后人养生的箴言。

　　在我们即将进入全民小康的时代，在现代快节奏的生活中，在市场经济的大潮里，我们一定要注意修身养性，知足常乐，自我减压，不要为各种压力而累，要树立正确的人生观与世界观，热爱生活，热爱人类，热爱大自然，以积极乐观、愉悦舒畅的心态去谱写人生乐章。

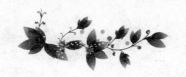

少私寡欲养形神

淡然无欲，神气自满。

乐人之乐，人亦乐其乐；

忧人之忧，人亦忧其忧。

欲望与贪婪皆源于心

快乐源于心，伤心源于心，欲望与贪婪皆源于心。因为有了欲望，人类开始有了所追求的东西。欲望促发人们不断努力奋斗，但欲望太多、太远、太不切实际，促成了贪婪。因为贪婪，我们总希望得到更多更好的。总对现实不满意不知足，得不到满足。所以这些人总是不开心，愤愤不平，抱怨人心叵测，抱怨事实残酷，而一切的一切都在这声声抱怨中一天天远去。

贪婪蒙蔽了双眼，让我们看不到细水长流，听不到晚鹃深啼，品不到茗香阵阵，而这一切，唯有知足者方能感受。因为知足，所以每一天都是新未来、新开始，因为知足，所以每一天都是美丽的。正因生活如此美丽，所以他们会停下步来，静下心来，去仔细留意、欣赏，故而他们生活常充满欢乐。

贪欲是心灵的牢笼

贪欲常使我们丧失基本的常识，变得愚昧而不可理喻；舍弃是一种以退为进、以减为增的大智慧。我们常说舍得舍得，有舍才有得，先舍而后能得。我们的双肩载不动那么多的金钱、名誉、情感和怨恨，唯有早日戒绝贪欲，唯有舍弃，才能放下沉重的包袱轻松上路，才能走得轻快、行得更远，才能有更多的时间来享受美好的人生。

人生好比是半瓶美酒，知足者会说：“幸好还有半瓶美酒！”贪婪者会讲：“怎么只有半瓶酒？”前者得到的是快乐，后者得到的是烦忧。人生在世，要顺其自然，行于当行，止于当止。钱财皆为身外之物，要取之有道，得之有理，享之有量，不可贪之过甚。只有知道满足，才不会遭辱身之祸；只有适可而止，才不会遭亡身之灾。“少私寡欲”就是要少私欲、远贪欲，保持内心清静自然，做到淡泊名利，常怀感恩之心。一位作家曾经说过：“生活就是一面镜子，你笑，它也笑；你哭，它也哭。”你感恩生活，生活将赐予你灿烂的阳光；你不感恩，只知埋怨，就只会终日无所成，心情也会越来越差。因此，我们要远离贪欲，少私寡欲，永怀感恩之心，常表感激之情，人生就会充实而快乐。

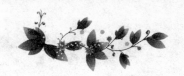

琴棋书画也养神

闻乐胜过服良药

弹琴，是一种愉心神、利手指的娱乐，无论是钢琴、胡琴、小提琴或三弦琴，弹奏时都要活动指掌，牵动一群肌肉和关节，并相应地影响到大脑，使手脑反应灵敏，活动自如。操琴时凝神专一，可摒弃杂念而宁神，加上弹奏出的优美曲调，又可让人抒发情怀，怡养心神。

对于音乐的作用，中医早就认为，"宫、商、角、徵、羽"五音可内通五脏六腑，助脾胃运化、增进食欲，从而达到防病治病、抗老防衰的作用。无独有偶，音乐疗法在国外也被广泛应用。古埃及有"音乐为人类灵魂妙药"之说，所罗门王得了忧郁症，不是请名医开药，而是请人给他弹竖琴。1881年，德国哲学家尼采得了一场大病，服多药无效，后来听了法国作曲家比才的新作《卡门》以后，不久病状就消失了。美国有人曾统计了35名美国已故著名交响乐队指挥的年龄，发现他们的平均寿命为73.4岁，而当时美国男子的平均寿命才68.5岁。

孕妇经常听音乐，是一种较好的胎教方式，可促使胎儿健康成长；老年人经常听音乐，可延缓脑细胞衰老，丰富生活内容，得到美的享受；年轻人听摇滚音乐，则能发泄心中不满，有利于身心健康等。

当然，就像治病用药必须对症一样，听音乐也应因人而异，因时而异。如高血压病人就不宜听节奏过快的兴奋音乐，忧郁悲伤时则应避免听低沉、伤感的音乐等等。

善弈者长寿

自古以来，棋牌之风一直盛行中华大地，经久不衰，茶余饭后或串亲访友，棋牌爱好者总要争战一番。研究表明，弈棋不但能开发人的智力，而且能怡情悦志，令人长寿不夭，这是中医养生的方法之一。

弈棋有利于智力开发。棋盘之上，虽只有寥寥数子，却韵味无穷、变化莫测，非反复深思熟虑不能得之。两军对垒，是智力的角逐，行军布阵，是思维的较量。弈棋者确似军中的统帅，运筹帷幄之中，决胜于千里之外。长此以往，可锻炼思维能力，保持智力，防止脑细胞的衰退。

弈棋可以培养独立思考的品质，有利于养成坚韧、冷静、沉着的性格，遇事不慌，临危不惧。有时一着不慎，全盘皆输，更给人以启迪。

弈棋能怡养情志。弈棋之时，心神集中，意守棋局，精诚专一，杂念尽消，谋定而动，谈笑风生之间决胜负，能使人把注意力从日常生活的负重状态中摆脱出来，具有凝神静气的作用，对于孤闷无聊引起的神志损伤及老年退休者，尤为适宜和有益。

古今棋手中，长寿者不乏其人，如明末的高兰泉、清末的秘航，都寿至 90 岁以上。近代象棋名手林弈仙，去世时 93 岁；百岁棋王谢侠逊，老当益壮，为我国象棋事业的发展做出了巨大贡献。

当然，弈棋虽有百般好处，但若处理不当，也可能适得其反。主要是那些以求胜为目的的弈棋者，他们过分看重胜负，下棋时极其慎重，犹豫难决，精神高度紧张，生怕一着不慎而落得全盘皆输的结果。如若最终输了，则郁郁不乐，追悔不已；如侥幸胜了，则兴奋过度，甚则由此而影响人际关系。

弈棋宜选择休闲安静、环境优美、空气新鲜的环境，不宜在马路边对弈，或席地而坐，或弓身参谋，任凭尘土飞扬，这样的环境对健康不利。

"善弈者长寿"，而不是"弈棋者长寿"。要从自己的实际情况出发，以弈棋取乐为目的，而不以胜负论英雄，不要耗神过度，持续时间不要太长；若对方好胜心强，亦不妨让其几招，皆大欢喜，如徐达与朱元璋下棋，虽负而得千古咏唱。

书画人长寿

书画艺术是我国文化宝库中的瑰宝，爱好书画艺术，不但能陶冶人的艺术情操，而且对健康长寿亦十分有益，因此自古就有"书画人长寿"一说。

练字习画，或坐或站，或屈或伸，不仅指、腕、肘、肩随之活动，腰腿及全身各部也需配合运动，这样既练静功又练动功，寓静于动；既调心神，又动身形，使神志畅达、气血流通，是一种较好的心身锻炼形式。

临摹名家字画，更有无穷乐处。欣赏名画，细致揣摩，可获"登临之乐"。因病卧床，鉴赏佳作，能获"卧之乐"。习字作画，在临摹中反复欣赏出神入化的名家字画，就会感受到高雅艺术的无穷魅力，唤起无限的生活情趣，其乐融融。

静坐之乐，读书之乐，赏花之乐，玩月之乐，观画之乐，听写之乐，狂歌之乐，高卧之乐。

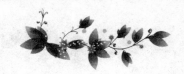

书画甚至可以治疗心身疾病。隶书与楷书，庄重而稳健，秀润而挺拔。青山绿水，溪畔人家，斜阳兰竹，使人感到恬静、轻松、愉快，可稳定情绪，使情绪和平，不仅养神，也防治高血压、神经衰弱、冠心病、偏头痛等疾病。行书与草书，活泼自由，潇洒飘逸，使人情绪激昂，给人的勇气和力量，对消化道溃疡、精神抑郁症、慢性消耗性疾病具有一定的防治作用。

国医大师朱良春不但医术精湛，书法也是超凡逸群，这是他96岁时赠送给本书执行主编之一陈四清博士的书法作品。

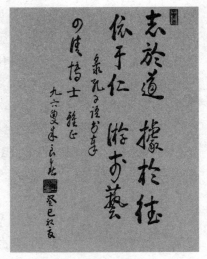

国医大师朱良春书法

心地诚信心神安

诚，真实，诚恳；信，信任，证据。故诚信，即诚实无欺，信守诺言，言行相符，表里如一之意也。

诚信是社会主义核心价值观在个人层面的一个基本准则，坚守诚信的人，不但会受到别人尊敬，而且由于做的都是心安理得之事，自然也就心神安宁，很少会罹患失眠、焦虑、心悸等疾病。

古语云："反身而诚，乐莫大焉。"其意即是说只有做到真诚无伪，才可使内心无愧，坦然宁静，给人带来最大的精神快乐，是人们安慰心灵的良药。人若不讲诚信，就会造成社会秩序混乱，彼此无信任感，后患无穷。正如《吕氏春秋·贵信》篇中所说，如果君臣不讲信用，则百姓诽谤朝廷、国家不得安宁；做官不讲信用，则少不怕长，贵贱相轻；赏罚无信，则人民轻易犯法，难以施令；交友不讲信用，则互相怨恨，不能相亲；百工无信，则手工产品质量粗糙，以次充好，丹漆染色也不正。

因此，诚信不但是为人处事的基本原则，也是健康养生的法宝。

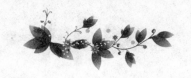

邻里友善赛金宝

"六尺巷"的故事发生在清代中期。据说当朝宰相张英与一位姓叶的侍郎都是安徽桐城人。两家老家毗邻而居，都要起房造屋，为争地皮，发生了争执。张老夫人便修书北京，要张英出面干预。这位宰相到底见识不凡，看罢来信，立即作诗劝导老夫人："千里家书只为墙，让他三尺又何妨？万里长城今犹在，不见当年秦始皇。"张母见书明理，立即把墙主动退后三尺；叶家见此情景，深感惭愧，也马上把墙让后三尺。这样，张叶两家的院墙之间就形成了六尺宽的巷道，成了有名的"六尺巷"。

俗话说："邻里好，赛金宝。"邻里关系处得好，就可以互为助手、互为依靠，对各家的生活、学习、工作都有益处；反之，邻里关系处理不当，不仅会影响街坊邻里的安定，而且还会败坏社会风气。所以，当邻里发生困难，如患病、小孩子临时没人带领、客人盈门需借桌椅等等时，应予以关心，并主动给予真诚及时的帮助。邻里相处中，平时要保持居住环境宁静友好，使用音响设备时，要掌握适宜的音量，不要任意吵闹；不要乱抛垃圾杂物；在阳台上种花草，注意浇水时不要让水滴到楼下等等。

古语云："里仁为美"，"睦乃四邻"，"与人相交，一言一事皆须有益于人，便是善人"，指出人们做事要以道义为衡量原则，严于律己，宽以待人，有仁爱之心，同情、关爱和帮助他人，能设身处地替别人着想。"六尺巷"的故事告诉我们，礼让、和睦是中华民族的传统美德，是一个人德行修养的体现，这也是善化他人，播种善因，使社会拥有和睦温暖的人伦关系。

巧用色彩调心神

色彩的奇妙在于对情绪的影响。当你置身粉色的房间时，你感觉到的是温馨和愉悦；如果你去炫酷的 KTV，你感受到的是狂野和热情；如果你去青山绿水间，呼吸新鲜空气之余，你感受到的是宁静与喜悦。

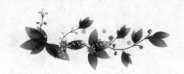

　　颜色不仅能直接影响身心健康,对治疗人的躯体疾病也有一定作用。国外有医务人员将颜色疗法用于临床,他把药液配制成五颜六色,病人服用这样的药液后,效果更加明显。英国医生还开创了用颜色疗法治愈小儿麻痹症、神经炎和白内障等疾病的先例。近年来,国外的一些科学家在这一研究领域又取得了新的进展,他们利用蓝色的药治疗肝炎、关节炎;用黄色的药和橙色的药治疗贫血、支气管炎、便秘;用深蓝色的药缓解疼痛;用红色的药提高血液循环,都获得了明显的效果。

　　运用色彩对人心理的影响这一原理,我们可以改变居室的环境,调节我们的情绪,实现心理健康。以往的居室多以白色为涂料,现在有条件了,不妨贴上些色彩明快而又素和的墙纸。即使不能做到这些,我们也可以选择一些让人视野开阔的图画,包括以往用过的挂历,时不时地对居室进行布置。花费不多,就可让自己产生新鲜感,减少压抑感,保持心理上的愉悦。

　　除此以外还可在家中的阳台或居室种花养草,让我们的生活五彩缤纷。

久病床上自解烦

　　中国有句俗话"久病床前无孝子",这是一个不争的事实。子女也有子女的事,子女也有子女的家,因此,即使再孝顺的子女,在今天这个充满竞争的社会里,恐怕也是难以久孝、长孝的。当我们不幸患病而卧床后,一定要注意调整好自己的心态,理解子女,自我锻炼康复,甚至可以选择一、两项事情消磨时间,而不要整天生活在怨天尤人的氛围里。

　　身体是你自己的,你也最了解你的身体,因此,当疾病突然将你打倒后,要想办法让自己尽早康复起来。

　　首先还是要建立正常的生活起居规律,按时作息,尤其是在病情稳定后更要如此。不能想睡就睡,不想睡就不睡;想吃就吃,不想吃就不吃。应在医生指导下,结合自己的具体病情,制定一个合理的生活作息表,按时按点生活。

　　其次,要尽量自理生活。要冷静地和家人商量、分析,自己能够自理的生活项目尽量自己完成,能够用辅助设备完成的尽量用辅助设备,以最大限度减少对别人的依赖。能自己坐起来吃饭的,就不要躺在床上让人喂,能够依靠拉环

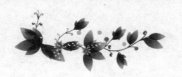

起来的,就不要让人扶。这些自理的过程,不但减轻了别人的负担,而且也锻炼了自己,对预防并发症的发生、肌肉的萎缩、血栓的形成都十分有益。

第三,积极进行康复锻炼。生命在于运动,中风等导致的肢体运动障碍,通过科学的锻炼和运动,大部分可以改善或康复。现在各种适合家庭使用的康复器械已经十分完备,而且价格并不太贵,应该在医生指导下,购买一些对身体康复有帮助的器械,放在床边或方便之处,定时进行科学合理的锻炼。

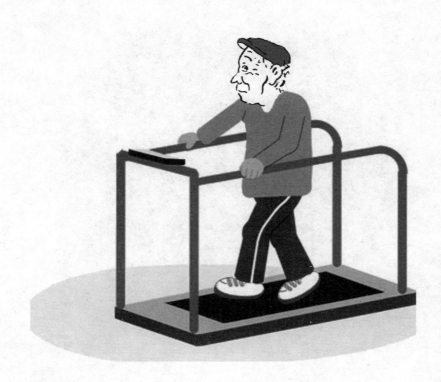

久立伤骨,久坐伤血,久视伤神,久行伤筋,久卧伤气。

第三章
饮食养生

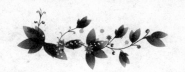

俗话说"民以食为天"，饮食营养不但是构成人体器官组织的重要来源，也是维系生命活动不可或缺的要素。

2016 年 5 月 13 日，国家卫计委在北京召开新闻发布会发布了《中国居民膳食指南（2016）》，科普版新书正式上市。

《中国居民膳食指南（2016）》由一般人群膳食指南、特定人群膳食指南和中国居民平衡膳食实践三部分组成，其中的一般人群膳食指南适用于 2 岁以上健康人群。

中国居民平衡膳食宝塔（2016）如下：

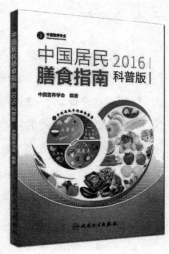

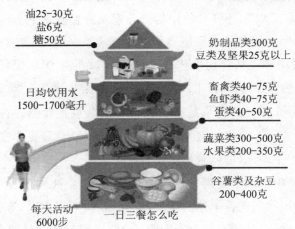

油25-30克
盐6克
糖50克

奶制品类300克
豆类及坚果25克以上

日均饮用水
1500-1700毫升

畜禽类40-75克
鱼虾类40-75克
蛋类40-50克

蔬菜类300-500克
水果类200-350克

每天活动
6000步

一日三餐怎么吃

谷薯类及杂豆
200-400克

中国居民平衡膳食宝塔(2016)

食物多样，谷类为主

这是新版中国居民膳食指南中的第一条，也是尤为重要的健康理念。食物多样是平衡膳食模式的基本原则，谷类是平衡膳食的基础。谷类食物含有丰富的碳水化合物，它是提供人体所需能量的最经济、最重要的食物来源。

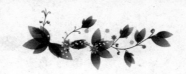

平衡膳食模式是最大程度上保障人体需要和健康的基础,食物多样是平衡膳食模式的基本原则。每天的膳食应包括谷薯类、蔬菜水果类、畜禽鱼蛋奶类、大豆坚果类等食物。建议平均每天摄入 12 种以上食物,每周 25 种以上。谷类为主是平衡膳食模式的重要特征,每天摄入谷薯类食物 250~400 克,其中全谷物和杂豆类 50~150 克,薯类 50~100 克;膳食中碳水化合物提供的能量应占总能量的 50% 以上。

推荐理由

人类需要的基本食物一般可分为谷薯类、蔬菜水果类、畜禽鱼蛋奶类、大豆坚果类和油脂类五大类,不同食物中的营养素及有益膳食成分的种类和含量不同,只有食物多样才能满足平衡膳食模式的需要。人体必需的营养素有 40 余种,这些营养素均需要从食物中获得。根据 2012 年中国居民营养与健康调查数据,我国居民膳食中 50% 以上的能量、蛋白质、维生素 B_1、烟酸、锌和镁,40% 的维生素 B_2、铁和 30% 的钙都是来自谷薯类及杂豆类食物。谷物为主也是最经济、合理能量来源。全谷物富含维生素 B、脂肪酸,营养更丰富。杂豆和薯类以碳水化合物为主,所以可以满足主食多样化需要。

谷类为主是中国人平衡膳食模式的重要特征,早在两千多年前的《黄帝内经》一书中即提出我们炎黄子孙的饮食"五谷为养,五果为助,五畜为益,五菜为充,气味合而服之,以补精益气"的原则。但值得引起我们注意的是,改革开放40 年以来,我国居民膳食模式正在悄然发生着变化,居民的谷类消费量逐年下降,动物性食物和油脂摄入量逐年增多,导致能量摄入过剩;谷类过度精加工,导致 B 族维生素、矿物质和膳食纤维丢失而引起摄入量不足;还有些女性为了片面追求身材的苗条,基本不吃谷类主食。这些因素都增加了罹患慢性非传染性疾病的发生风险,导致糖尿病、高血压病、冠心病、痛风、脂肪肝等所谓的"富贵病"发病率急剧上升。因此,坚持谷类为主,重新推崇以谷类食物为主的原则,有利于降低 2 型糖尿病、心血管疾病、结直肠癌等与膳食相关的慢性病的发病风险,意义重大。

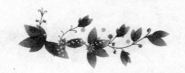

实施关键

要做到食物多样，每天的膳食应包括谷薯类、蔬菜水果类、畜禽鱼蛋奶类、大豆坚果类等食物。除了烹调油和调味品，平均每天摄入 12 种以上食物，每周 25 种以上食物。若量化一日三餐的食物"多样"性，其建议指标为：

谷类、薯类、杂豆类的食物品种数平均每天 3 种以上，每周 5 种以上；

蔬菜、菌藻和水果类的食物品种数平均每天有 4 种以上，每周 10 种以上；

鱼、蛋、禽肉、畜肉类的食物品种数平均每天 3 种以上，每周 5 种以上；

奶、大豆、坚果类的食物品种数平均每天有 2 种，每周 5 种以上。

按照一日三餐食物品种数的分配，早餐至少摄入 4～5 个品种，午餐摄入 5～6 个食物品种；晚餐 4～5 个食物品种；加上零食 1～2 个品种。

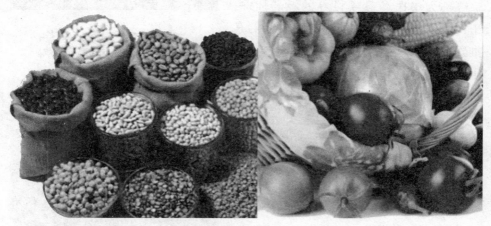

一日三餐都要摄入充足的谷类食物，在家吃饭每餐都应该有米饭、馒头、面条等主食类食物。采用各种烹调加工方法将谷物制作成不同口感和风味的主食，可丰富谷类食物的选择，易于实现谷物为主的膳食模式。在外就餐，特别是聚餐时，可以先吃点主食，再进入正式进餐过程。不要在用餐结束时才把主食端上桌，从而导致主食吃得很少或不吃主食的情况。

全谷物是指未经精细化加工或虽经碾磨、粉碎、压片等处理仍保留了完整谷粒所具备的胚乳、胚芽、麸皮及其天然营养成分的谷物。我国传统饮食习惯中作为主食的稻米、小麦、大麦、燕麦、黑麦、黑米、玉米、裸麦、高粱、青稞、黄米、小米、粟米、荞麦、薏米等，如果加工得当，均可作为全谷物的良好来源。杂豆指除了大豆之外的红豆、绿豆、黑豆、花豆等。薯类有马铃薯（土豆）、甘薯（红薯、

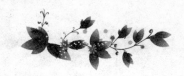

山芋）、芋薯（芋头、山药）和木薯。目前，我国居民马铃薯和芋薯又常被作为蔬菜食用。薯类中碳水化合物含量为25％左右，蛋白质、脂肪含量较低；马铃薯中钾含量非常丰富；薯类维生素C含量较谷类高；甘薯中的胡萝卜素含量比谷类高，甘薯中还含有丰富的纤维素、半纤维素和果胶等，可促进肠道蠕动，预防便秘。全谷物、薯类和杂豆的血糖生成指数远低于精制米面。

吃动平衡，健康体重

国医大师、江苏省中医院干祖望教授被尊称为中医耳鼻喉科界的不老仙翁。干祖望教授有一套独特的养生经验，一是推崇"蚁食"，反对吃得过多、过饱。二是主张"猴行"，认为人要向猴子学习，多运动。他一直坚持上班到90岁，从不坐电梯，十六层的病房大楼自己爬上去、走下来。他还创造站着看"新闻联播"的方法，一边了解国家大事，一边完成一天的身体锻炼。

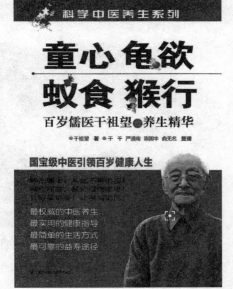

干教授一生坚持蚁食和猴行，吃动平衡，保持健康体重，活到了104岁的"天年"，无疾而终。

核心推荐

体重是评价人体营养和健康状况的重要指标，吃和动是保持健康体重的关键。各个年龄段人群都应该坚持天天运动，维持能量平衡，保持健康体重。体重过低和过高均易增加疾病的发生风险。推荐每周应至少进行5天中等强度身体活动，累计150分钟以上；坚持日常身体活动，平均每天主动身体活动6 000步；尽量减少久坐，每小时起来动一动，走一走。

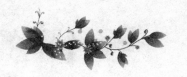

推荐理由

吃和动是影响体重的两个主要因素。吃得过少或/和运动过量，能量摄入不足或/和能量消耗过多，导致营养不良，体重过低，体虚乏力，增加感染性疾病风险；吃得过多或/和运动不足，能量摄入过量或/和消耗过少，会导致体重超重、肥胖，增加慢性病风险。因此吃、动应平衡，保持健康体重。

通过合理的"吃"和科学的"动"，不仅可以保持健康体重，打造美好体型，还可以增进心肺功能，改善糖、脂代谢和骨健康，调节心理平衡，增强机体免疫力，降低肥胖、心血管疾病、2型糖尿病、癌症等威胁人类健康的慢性病的发生风险，提高生活质量，减少过早死亡，延年益寿。

实施关键

每个人都应保持足够的日常身体活动，活动量相当于每天6 000步或以上。充分利用外出、工作间隙、家务劳动和闲暇时间，尽可能地增加"动"的机会，减少"静坐"的时间。同时，将运动融入日常生活中，每天进行中等强度运动30分钟以上，每周5～7天，如快走、游泳、乒乓球、羽毛球、篮球、跳舞等；每2～3天进行1次肌肉力量锻炼，每次8～10个动作，每个动作做3组，每组重复8～15次，如颈后臂屈伸、俯卧撑、深蹲等；天天进行伸展和柔韧性运动10～15分钟，如颈、肩、肘、腕、髋、膝、踝各关节的屈曲和伸展活动，上、下肢肌肉的拉伸活动。将运动的时间列入每天的日程中，培养运动意识和习惯，有计划安排运动，循序渐进，逐渐增加运动量。

量出为入，鼓励多动会吃，不提倡少动少吃，切忌不动不吃，因为生命在于运动。

早吃好，午吃饱，晚吃少。

43

多吃蔬果、奶类、大豆

新鲜蔬菜水果、奶类和大豆及制品是平衡膳食的重要组成部分，对提高膳食微量营养素和植物化学物的摄入量起到重要作用。

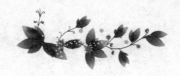

核心推荐

　　蔬菜、水果、奶类和大豆及制品是平衡膳食的重要组成部分,坚果是膳食的有益补充。蔬菜和水果是维生素、矿物质、膳食纤维和植物化学物的重要来源,奶类和大豆类富含钙、优质蛋白质和 B 族维生素,对降低慢性病的发病风险具有重要作用。提倡餐餐有蔬菜,推荐每天摄入 300～500 克,深色蔬菜应占 1/2。天天吃水果,推荐每天摄入 200～350 克的新鲜水果,注意果汁不能代替鲜果。吃各种奶制品,摄入量为每天液态奶 300 克。经常吃豆制品,每天摄入大豆在 25 克以上。适量吃坚果。

推荐理由

　　蔬菜、水果的摄入不足,是世界各国居民死亡前十大高危因素。新鲜蔬菜和水果能量低,微量营养素丰富,也是植物化合物的来源。蔬菜水果摄入可降低脑卒中和冠心病的发病风险以及心血管疾病的死亡风险,降低胃肠道癌症、糖尿病等的发病风险。

　　蛋白质是构成人体各器官、组织和细胞的重要物质,它约占人体体重的16.3%。人体在生长发育阶段,需要大量的蛋白质,以提供足够数量和质量的氨基酸,促进新组织的发育;成年后,生长发育停止了,但机体的新陈代谢、组织的修补和消耗,还是需要大量的蛋白质来完成。即使到了老年,仍需要摄入足够的蛋白质,以维持生命活动,抗衡机体衰老。而奶类和大豆类食物就是给我们提供蛋白质的主要来源。

　　奶类富含钙,是优质蛋白质和 B 族维生素的良好来源,液态奶、酸奶、奶酪和奶粉等都可选用。我国居民长期钙摄入不足,每天摄入 300 克奶或相当量乳制品,可以较好补充不足。增加奶类摄入,有利于儿童少年生长发育,促进成人骨健康。

　　大豆富含优质蛋白质、必需脂肪酸、维生素 E,并含有大豆异黄酮、植物固醇等多种植物化合物。多吃大豆及其制品可以降低乳腺癌和骨质疏松症的发病风险。

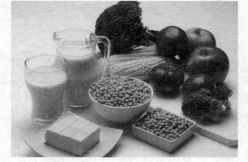

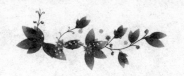

实施关键

注意控制摄入总量。鱼类脂肪含量相对较低，且含有较多的不饱和脂肪酸，建议首选。禽类脂肪含量也相对较低，其脂肪酸组成优于畜类脂肪。蛋类各种营养成分比较齐全，营养价值高，但胆固醇含量也高，摄入量不宜过多。畜肉类脂肪含量较多，尤其是饱和脂肪酸含量较高，摄入过多会提高某些慢性病的发病风险，摄入红肉应适量。烟熏和腌制肉类在加工过程中易遭受一些致癌物污染，过多食用可增加肿瘤发生的风险，应当少吃。推荐每周吃水产类280～525克，畜禽肉280～525克，蛋类280～350克，平均每天摄入鱼、禽、蛋和瘦肉总量120～200克。

制定食谱是控制动物性食物适量摄入的有效方法，建议制定周食谱。鱼和畜禽肉可以换着吃，但不宜相互取代，不能偏食某一类动物性食物。不要求每天各类动物性食物样样齐全，但每天最好不应少于两类。

了解常见食材或熟食品重量，可在烹饪时掌握食块的大小，食用时主动掌握食物的摄入量。大块的肉，如红烧蹄髈、鸡腿、粉蒸肉等，如果不了解其重量，往往会过量摄入，因此在烹饪时宜切小块烹制。烹制成的大块畜禽肉或鱼，吃前最好分成小块再供食用。

在外就餐时，常会增加动物性食物的摄入量，建议尽量减少在外就餐的次数。如果需要在外就餐，点餐时要做到荤素搭配，清淡为主，尽量用鱼和豆制品代替畜禽肉。

餐餐有蔬菜，每次一大把，其中深色蔬菜占1/2。巧烹饪，保持蔬菜营养，能生吃的蔬菜尽量生吃，能水煮的尽量不要用油炒。

天天吃水果，多种多样时令鲜果，每天一个。推荐每天摄入200～350克的新鲜水果，注意果汁不能代替鲜果。

选择多种多样的奶制品，把牛奶当作膳食组成的必需品；常吃大豆和豆制品，豆腐、豆干、豆浆、豆芽、发酵豆制品都是不错的选择。

适量选食坚果，但不可过量，每周在50～70克之间。

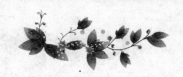

少盐少油，控糖限酒

食物中的调味品能增加菜品风味，看似用量不大，但对健康的影响不可小觑。油、盐、糖、酒也是我们餐桌上常见的佐餐品，然而如果不节制，身体健康就无法保障。

核心推荐

目前我国多数居民食盐、烹调油和脂肪摄入过多，这是高血压、肥胖和心脑血管疾病等慢性病发病率居高不下的重要因素，因此应当培养清淡饮食习惯，成人每天食盐不超过 6 克，每天烹调油 25～30 克。过多摄入添加糖，可增加龋齿和超重发生的风险，推荐每天摄入糖不超过 50 克，最好控制在 25 克以下。水在生命活动中发挥重要作用，应当足量饮水。建议成年人每天 7～8 杯(1 500～1 700 毫升)，提倡饮用白开水或茶水，不喝或少喝含糖饮料。儿童少年、孕妇、乳母不应饮酒，成人如饮酒，一天饮酒的酒精量男性不超过 25 克，女性不超过 15 克。

推荐理由

食盐是食物烹饪或加工食品的主要调味品，也是人体所需要的钠和碘的主要来源。我国多数居民的食盐摄入量过高。高血压流行病学调查证实，人群的血压水平和高血压的患病率均与食盐的摄入量密切相关。50 岁以上、有家族性高血压、超重和肥胖者，其血压对食盐摄入量的变化更为敏感，膳食中的食盐如果增加，其发生心脑血管意外的危险性就大大增加。

烹调油包括植物油和动物油，是人体必需脂肪酸和维生素 E 的重要来源，也有助于食物中脂溶性维生素的吸收利用。但是油脂过多摄入会增加肥胖、高血脂等慢性疾病发生的风险。

白砂糖、绵白糖、冰糖和红糖等是纯能量食物，不含其他营养成分，不少地方的人们喜欢在菜肴中加入大量的糖，如红烧肉、红烧鱼等，不但色泽鲜艳，而

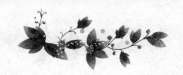

且口感诱人。两斤糖的能量即相当于一斤肥肉。由于糖分十分容易被人体吸收，很多儿童脂肪肝的发病就是由于平时摄入了过多含糖的食物和饮料。另外，糖分摄入过多还会增加龋齿发生的风险。

酒的历史十分久远，中国人迎亲嫁娶、好友相聚，无不以酒来联络感情，活跃气氛，正所谓"无酒不成宴"。酒在医疗上还被作为药物，广泛应用于多种疾病的治疗中，如风湿病、关节炎等等，故在民间有"酒为百药之首"的说法。中医很多方剂中都使用了酒，酒炒也是中药炮制中常用的一种方法。很多人都有饮酒的习惯，然而，正如水能载舟亦能覆舟一样，适当、少量饮酒对健康影响不大，甚或还有一定益处，但如果经常饮酒，或饮酒过量，或嗜酒如命，则就弊大于利，危害机体的健康了。

白酒的主要成分是酒精（乙醇），为碳、氢、氧三种元素组成的有机化合物，刺激性强，其浓度越高，酒性越强烈。另外酒中还含有总酸、总酯、高级醇、醛、酚类化合物等。研究表明，酒精具有亲脂性，对神经损伤作用最强，也最严重。少量饮酒就会降低大脑皮质的抑制过程，失去对皮质下低级中枢的控制，丘脑、大脑、边缘系统部分的功能就活跃起来，因而饮酒后会呈现兴奋状态。过量饮酒者往往丧失谦虚和自制，同时判断力、记忆力、注意力和理解力也减弱。若继续饮酒，整个大脑会受到抑制并扩散到皮质下中枢，兴奋状态消失，于是头重脚轻、步态不稳、反应迟钝。随着饮酒量的增加，可引起大脑深度抑制，出现昏迷不醒、面色苍白、皮肤湿冷、瞳孔散大，最后可因酒精中毒导致呼吸中枢麻痹而死亡。

忌：饮酒过多，饱食即卧。

47

实施关键

成年人一天食盐（包括酱油和其他食物中的食盐量）的摄入量是 6 克。要自觉纠正因口味过咸而过量添加食盐和酱油的不良习惯，对每天食盐摄入采取总量控制，用量具量出，每餐按量放入菜肴。一般 20 毫升酱油中含有 3 克食盐，10 克黄酱中含 1.5 克食盐。如果菜肴需要用酱油和酱类，应按比例减少食盐用量。习惯过咸味食物者，为满足口感的需要，可在烹制菜肴时放少许醋，提高菜肴的鲜香味，帮助自己适应少盐食物。

烹调油的食用总量每天不要超过 30 克，并且搭配多种植物油，尽量少食用动物油和人造黄油或起酥油，可使用带刻度的油壶来控制炒菜用油；动物油的饱和脂肪酸比例较高，植物油则以不饱和脂肪酸为主。不同植物油又各具特

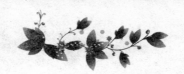

点,如橄榄油、茶油、菜籽油的单不饱和脂肪酸含量较高,玉米油、葵花籽油则富含亚油酸,胡麻油(亚麻籽油)中富含亚麻酸。因此应当经常更换烹调油的种类,食用多种植物油,减少动物油的用量。

最好不要在食品中添加糖,若需要摄入,建议每天摄入量不超过50克,最好控制在约25克以下。教育儿童不喝或少喝含糖饮料,不吃各种包装食品,如糕点、甜点等。

在庆典、聚会等场合不劝酒、不酗酒,饮酒时注意餐桌礼仪,饮酒不以酒醉为荣。从健康的考虑出发,男性和女性成年人每日饮酒应该不超过酒精25克和15克。

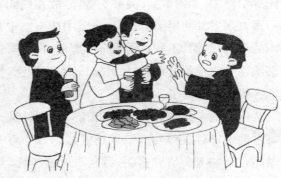

多吃无益,兴新食尚

有句谚语说得好:"若要小儿安,常带几分饥与寒",这是告诉年轻的父母们不要给孩子吃得太多,否则反易生病。为防年轻人逢年过节暴饮暴食,老人们又总是会告诫我们"青菜豆腐保平安"。中医有句话叫"胃不和则卧不安",是说多吃后胃消化不良还会引起失眠呢。中国人口众多,食物浪费问题比较突出、食源性疾病状况也时有发生。所以,减少食物浪费、注重饮食卫生、兴饮食新风,对我国社会可持续发展、保障公众健康、促进家庭亲情具有十分重要意义。

> **核心推荐**

勤俭节约,珍惜食物,杜绝浪费是中华民族的美德。按需选购食物、按需备餐,提倡分餐不浪费。选择新鲜卫生的食物和适宜的烹调方式,保障饮食卫生。学会阅读食品标签,合理选择食品。应该从每个人做起,尽量回家吃饭,享受食物和亲情,创造和支持文明饮食新风的社会环境和条件,传承优良饮食文化,树健康饮食新风。

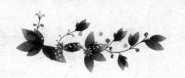

推荐理由

过量饮食，暴饮暴食，对人体健康的危害很大。

其一，人进食后，食物首先通过口腔的咬碎、咀嚼后咽入食管，再推入胃内，在胃中，食物与胃内容物彻底混合、储存，成批定量地经幽门输送达小肠。蛋白质在胃内被初步消化，而高脂溶性物质如酒精，在胃中被少量吸收，碳水化合物、蛋白质、脂肪、维生素、电解质等物质被完全消化吸收的场所则在小肠。小肠内壁表面存在环形皱褶，在多种消化液的辅助下，营养物质在小肠被充分完全地吸收，最后形成的食物残渣在大肠停留 1～2 天，吸收掉每天约 1 500～2 000 毫升的剩余水分，经肠蠕动，将其以粪便的形式排出体外。而暴饮暴食就会完全打乱胃肠道对食物消化吸收的正常节律。

第二，在食物的消化吸收中，一些附属器官发挥着同样重要的作用。胰腺内分泌胰岛素调节血糖，外分泌多种消化酶，胰淀粉酶消化碳水化合物，胰脂肪酶消化脂肪，胰蛋白酶、糜蛋白酶消化蛋白质。肝脏如同一个庞大的生化加工厂，肝细胞参与各种物质的代谢和合成，包括酒精的代谢，而且每天分泌约 600～1 200 毫升的胆汁，经胆管排泌进入胆囊储存，需要时排入十二指肠，帮助脂肪的消化。暴饮暴食则会在短时间内需求大量消化液，明显加重消化器官的负担。

第三，胃肠壁中存在完整的神经系统网络，其中肠肌间神经丛控制主要的胃肠道动力，肠黏膜下神经丛控制主要的黏膜感觉功能，进食后食物刺激黏膜下感觉神经细胞释放神经递质，"通知"肌间运动神经细胞，对胃肠道运动进行调控，保证人体每天规律的食欲和排便。每至过年前，人们工作变得更加忙碌，整天除了工作还有很多应酬，许多人整天泡在酒局、饭局中，暴饮暴食，生活极度不规律，情绪亢奋、精神紧张会影响中枢神经系统导致胃肠道动力—感觉系统失调而致病。

实施关键

珍惜食物从每个人做起，日常生活应做到按需购买食物、适量备餐、准备小份食物、合理利用剩饭菜。上班族午餐应采取分餐制或简餐。

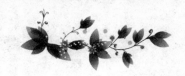

　　一方水土养一方人，选择当地、当季食物，能最大限度保障食物的新鲜度和营养；备餐应该彻底煮熟食物，对于肉类和家禽、蛋类，应确保熟透。

　　购买预包装食品要看食品看标签。食品标签通常标注了食品的生产日期、保质期、配料、质量（品质）等级等，可以告诉消费者食物是否新鲜、产品特点、营养信息。另要注意过敏食物及食物中的过敏原信息。

　　在家吃饭本是中国的饮食传统，但随着现代化工作、生活节奏的加快，人们在外就餐的比例大大增加，有些年轻夫妻甚至很少在家做饭或陪父母吃饭。而在外就餐更加容易摄入较多的能量、脂肪、盐等。因此，提倡常回家吃饭，传承优良文化，享受家庭亲情。

　　首届国医大师、中医急难病证学者、南京中医药大学周仲瑛教授德艺双馨，活人无数，为了诊治病人经常错过午餐时间，有时从早上8点开始一直看到下午3点才结束，但他很少在外吃饭，一般都要回去吃老伴为他准备的"粗茶淡饭"。他经常告诉我们：吃得好不是要吃山珍海味，家里的粗茶淡饭就是最好的"山珍海味"，在家吃饭一是卫生，二是安全，三是不会吃得太多。因此，已经90多岁高龄的周仲瑛，"后天之本"（脾胃）仍然保养得很好。

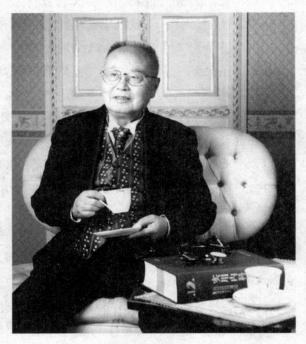

国医大师周仲瑛

第四章

睡眠养生

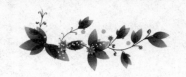

中医为什么强调睡好子午觉

俗话说，养生有三大法宝：三寒、两倒、七分饱，其中的"三寒"是指倒春寒、五月寒、秋寒，三寒时节由于气候反常，人们易因没来得及察觉而受寒、患病。"两倒"则是指要睡好"子午觉"。所谓子午觉，是指在子时和午时按时入睡。子时是从 23 时到凌晨 1 时，夜半子时为阴阳大会、水火交泰之际，称为合阴，是一天中阴气最重的时候，也是睡眠的最佳时机，子时之前入睡有利于养阴；午时则是从 11 时到 13 时，这也是阴阳交会的时候，此时阳气最盛，称为合阳，此时午睡有利于养阳。

子午觉的主要原则是"子时大睡，午时小憩"，即晚上一定要在 22 时左右就准备睡觉，子时（23 时）之前最好入睡。对于不得不从事熬夜工作的人，与其一直熬到凌晨三四点钟，不如在子时睡上一会儿，因为这段时间的睡眠效果远远超过其他时间段。午觉则只需在午时（11 时至 13 时）休息 30 分钟即

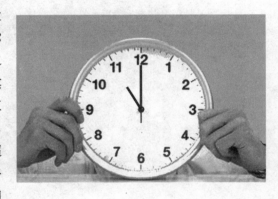

可。午睡时间过长，不仅浪费宝贵的时间，而且会扰乱人体生物钟，影响晚上睡眠。但是午觉一定要睡，即使睡不着，也要闭目养神，以利于人体阴阳之气的正常交接。

中医学认为，人之所以会生病，其根本原因就在于阴阳失调，癌症的发生也不例外。现代人，特别是脑力劳动者，白天工作忙碌，精神压力过大，晚上又习惯长期熬夜，不注意按时入睡，或夜生活过多，错过睡子午觉的时机，或不能睡个完整的子午觉，影响人体阴阳之气的正常生发，损害身体原本健康适宜的内环境，不仅不利于体力和脑力恢复，长此以往，还会让人处于亚健康状态，免疫力下降，给癌细胞的产生与增殖扩散提供有利条件，对健康的危害是很大的。所以，我们一定要提高睡好子午觉的认识，为自己的将来储蓄健康。

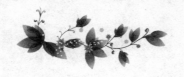

体重超标 20%、血压低以及血液循环系统有严重障碍的三类人群午睡有讲究，更需找对正确休息时间：

对于超重的人而言，午睡易使肥胖加剧，不妨改在午饭前睡 20～30 分钟。

对于低血压的人而言，午睡时，血流速度缓慢，本身黏稠度高的血液易在血管壁上形成血栓，诱发中风危险。低血压的患者午睡时间不宜长，最好以半小时为宜。

血液循环系统有严重障碍，特别是因脑血管问题而经常头晕的人群也不宜午睡，饱餐后血液涌向消化道，皮肤、消化道纷纷与大脑争血，此时便有发生脑血管意外的风险。所以最好在餐前或餐后半小时后，喝杯白开水再午睡。这种午睡能减少脑血管意外的风险。

《陆地仙经》里的"三眠"养生术

清代雍正帝时的总理事务大臣马齐在其所著的《陆地仙经》中提到了"三眠魂自安"的睡眠保健方法，马齐家族中，百岁以上的有 15 人，马齐本人也活了 88 岁。这种"三眠"保健方法很值得大家借鉴，原书对其的注解是：病龙眠，拳屈其膝也；寒猿眠，抱其膝也；龟息眠，踵其膝也，手足曲则心自定。大凡临睡时，万念俱绝，闭口瞑目，匀息侧身而卧，甚妙。

我们先来说说拳屈其膝的"病龙眠"。这种睡眠方式主要是侧身屈膝睡眠，最直接的作用是有助于预防腿抽筋。有经验的读者朋友都会注意到，我们在睡觉的时候发生腿抽筋的状态多在双腿伸直的时候，为什么会出现这种情况呢？因为仰卧状态下肢伸直，我们的肌肉处在紧张状态，因此易发生腿抽筋。但是侧身屈腿睡，下肢肌肉相对放松，在一定程度上可预防小腿抽筋。实际上，在睡前我们也可以做做仰卧屈膝的锻炼，这样可以促进我们的胃肠保健，更容易安睡，因为中医有句话叫"胃不和则卧不安"。具体的做法是：身体平躺，手脚自然伸直；吸气时右脚屈膝，感觉右腿挤压到腹部；吐气时右脚放下来；换左脚重复动作。

很多朋友一天劳作下来，总是会感到腰酸背痛，原因不排除与项背肌筋膜炎、腰背肌肉劳损、颈椎及胸椎关节紊乱等有直接关系。这个时候便需要尝试抱其膝的"寒猿眠"这个睡眠姿势了。这个姿势的最大好处是能自然抻拉脊背，

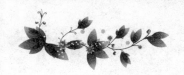

使脊椎关节以及肌肉韧带等得到放松。在晚上临睡前或早晨起床时，保持抱膝而卧的姿势2～3分钟，有助于缓解慢性腰背痛等症状。

上面两种睡眠方式读者一般比较好掌握，"龟息眠"则相对难掌握一些。这种睡眠方式对枕头的高度有一定的要求：枕高约3～4寸(12～18厘米)，头要微前俯于枕上，躯干要微向后屈，呈含胸拔背、气沉丹田之势。右腿要弯曲在下，左腿蜷曲，膝部触床，左脚背最好钩贴于右腿委中或承山穴上。如果不钩贴也可以，但是要放到右腿前，以自我舒适为度，然后右肘屈曲，肘弯成钝角即可，掌心向上置于耳前枕上，左臂自然置于身侧，掌心朝下，置于髋部。这种睡姿会让我们的骨盆微向前扭转，头微俯以通任脉，看上去整体呈龟形团聚状。呼吸的时候要心静意定，口微闭，以舌在上下牙龈外徐徐搅动，待津液满口后，先缓缓吸一口气，随津液下降至丹田，再缓缓深长呼气，将气吐尽，全身也随呼气而极度放松。此时，宁神静听息之出，即听息。一念带万念，渐渐入静，呼吸自然，渐入匀静深长细缓。此时，进入专心听息，则自然心合于气，气合于神。这种睡眠方法对于有高血压、失眠以及男女生殖系统疾病的患者效果较好，尤其对防治盆腔瘀血有较好帮助。

这里需要指出的是，人在睡眠过程中姿势并不是固定不变的，刚入睡时你觉得自己保持着一种相对固定的姿势，但实际在一夜的整个睡眠过程中，人的体位一般会变动20～60次。无论是病龙眠、寒猿眠还是龟息眠，都有个特点：手足弯曲半侧卧。这种睡姿保证了周身部位的放松、气血的顺畅、脏腑的通达。如果更具体些，右侧卧是比较科学的。右侧卧时，双肺空气吸入量最多，而人体需要的氧经气体交换后是靠血液来运输的。另外，心脏位于胸腔偏左位置，左侧卧时心脏易受挤压，易增加心脏负担，因此，正常人侧卧时以右侧为宜。

《老老恒言》中的睡眠养生经

清代著名养生大家曹庭栋所著的《老老恒言》，参阅了307本古书，上至《周易》，下至《张文仲备急方》，把自己的养生心得一一记下；他的养生方法不近丹药，不求仙方，唯从日常做起，内容细致、方法简单，是中医养生读物中罕见的，被后世奉为"老年养生宝典"，其中不少睡觉养生的智慧至今仍值得大家尤其是老年朋友借鉴。

《老老恒言》中说："午后坐久微倦，不可便榻即眠，必就卧室安枕移时，或醒或寐，任其自然，欲起即起，不须留恋。……既起，以热水洗面，则眼光倍爽，加薄棉衣暖其背，则肢体俱觉轻健。"

这段话的意思是：（老年）朋友们午饭后坐久了有点困了，不能立刻随便找个地方休息，最好到卧室躺在枕头上休息一会儿，顺其自然，想起床就起床，不要恋床。起来之后，用热水洗脸，则利于明目，加件薄棉衣在身上，以防后背受凉，能让肢体都觉得轻松。

睡觉前吃夜餐加餐或者吃得过饱，胃的工作会很紧张，这个时候反倒会让更多的人睡不好觉。要改变吃饱就睡的习惯，饭后最好散步或坐着轻微活动15～30分钟。睡眠时不宜采用平卧位，应采用头部稍微抬高的右侧卧位或半侧卧位，以避免分泌物倒流进入气管及支气管内。

老人起床之后背部的保暖很重要，因为这个时候正是阳气复苏的时候，一旦后背受凉则容易诱发感冒等疾患。早在魏晋时代，著名医学家葛洪就在《抱朴子》中提出了"背宜常暖"的主张。现代中医也研究证实，人体背部和脚部有许多穴位，是内外环境的通道。寒冷刺激可通过这些穴位影响肌肉、骨骼和内脏的功能，使人致病。老年人脏器老化，阳气衰弱，如能防止背部受寒，可帮助老年人安全地度过睡醒后的阶段。

枕头里面放百草，对证选用身体好

陆游是南宋著名的爱国诗人，同时又是一位养生家。陆游一生坎坷，历尽磨难，但却享有85岁的高龄。他的养生方法中，除了修身养性外，还有一种独特的养生方法——"药枕"养生法。

药枕就是用药材作为枕头的填充物，每天枕着这种枕头睡觉，来达到治病、养生的效果。陆游的药枕中所装的药材，是菊花。陆游晚年患有头风病，病发作时，头部剧痛，常伴有头目昏重、呕吐症状。经过多方医治却没有效果。后来，陆游便用菊花为枕芯做成药枕，枕着菊花药枕睡觉，过了一些日子，头风病就好了。于是，每到菊花开的季节，陆游就去采集，晒干后收藏起来，制成"药枕"。菊花药枕治好了陆游的头风，也提高了他的睡眠质量，这也是他得以长寿

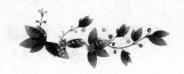

的原因之一。

其实，除了菊花，很多药材都是可以做药枕的。中医认为"头为诸阳之会"，"脑为元神之府"，药枕就是利用其中药物的药性来作用于头部，以达到清心明目、健脑安神、调和阴阳的目的。

那么如何来做药枕呢？药枕的大小，一般长30厘米、宽20厘米，高度则以6～9厘米为好。为了使药枕能充分发挥作用，还要注意气候变化对药力的影响。夏秋季节气温高，药力散发过多，应铺上一条厚枕巾或加上一张枕席，冬春季就不必如此，以免妨碍药力透发。

下面介绍有几个常见疾病的药枕配方：

高血压药枕

肝阳上亢型：除血压升高外，还出现眩晕耳鸣，头目胀痛，面红目赤，急躁易怒，心悸健忘，失眠多梦，腰膝酸软，口苦咽干，舌红。

桑叶、菊花各500克，薄荷30克，冰片20克。具有平肝潜阳，芳香降压的功效。

（3）肝风内动型：除血压升高外，还兼头胀头痛，急躁易怒，肢麻项强，眩晕欲仆，步履不稳，头摇肢颤，语言謇涩，甚至突然昏仆，口眼歪斜，半身不遂。

天麻200克，钩藤1 500克，罗布麻叶300克。共研粗末，制成药枕。具有平肝熄风、清肝降压的功效。

失眠药枕

肝火扰心型：失眠多梦、甚至彻夜失眠、急躁易怒、头晕头胀、目赤耳鸣、口干口苦、食欲不振、大便干、小便黄、舌红苔黄。

钩藤500克，罗布麻叶1 200克，决明子1 000克。将上述药物一起晒干。将钩藤和罗布麻叶研成粗末，与决明子混合均匀，用纱布包裹封好，装入枕芯中，制成药枕，每隔15天更换1次药物。

具有疏肝泄热、镇心安神的功效。

痛经药枕

气滞血瘀型：经期小腹胀痛拒按，经量少，经血颜色紫暗，有血块，血块排出后疼痛减轻。伴有乳房胀痛、手足冰凉、舌暗有瘀点等。

柴胡50克,青皮100克,元胡50克,红花200克,当归100克,川芎100克,艾叶100克。

具有活血化瘀,温经止痛的功效。

痛经药枕在不同的时间可以用在不同的部位,平时白天上班可以装在办公室用,垫在腰后,每次30分钟,每天2次;睡觉时可以将药枕放在颈部,使枕头中间部位稍稍隆起,以保证药枕充分和颈部接触。也可以做两个,一个枕、一个靠。到了月经期痛经发作时,就变枕为抱,将药枕放在下腹部肚脐附近,让药物的气味被更好地吸收。

鼻炎药枕

风寒型鼻炎:怕冷,平素易感冒,多流清涕,鼻塞。

荆芥、防风、薄荷、苍耳子、辛荑花各6克,白芷10克,桂枝、川芎各30克,白檀香20克、细辛15克、鹅不食草60克、徐长卿60克、蝉衣30克。共研粗末,和匀,装入药包,置于枕的颈部承托位直接枕用。15天为1个疗程。

具有散寒祛风通窍的功效。

四种情况莫同房,同床远离"五更色"

床第之欢虽然让人身心愉悦,但是一些禁忌也要知晓,否则不但对长期的睡眠质量保持不利,也不利于身体健康。

古人讲究"性有所忌",对性生活有不少忠告与讲究:

一是大醉之后需禁欲。大醉后行房对健康非常不利。唐代养生著作《千金要方·道林养性》中说:"醉不可以接房,醉饱交接,小者面黯咳嗽,大者伤绝血脉损命。"醉酒已经很伤肝脏了,如果再行房,则更容易伤肾耗精。

二是七情过急需禁欲。七情,即喜、怒、忧、思、悲、恐、惊七种情绪。中医认为,七情过度,再行房事,容易引发身体多种不适。

三是劳累过度需禁欲。《千金要方·房中补益》指出:"运行疲乏来入房,为五劳虚损,少子。"劳累过度时行房会损耗精血,使整个机体脏腑受损,造成种种

养生之诀,当以睡眠居先。睡能还精,睡能养气。

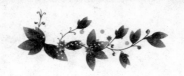

病变,甚至导致不孕不育。

四是大病期间需禁欲。身患重疾时行房,损伤正气,加重病情,会导致不良后果。《千金要方·养性序》中指出,病中性爱不利健康,而且会造成"精气薄恶,血脉不充,胎伤孩病而脆。"意思是,会影响精子的质量和气血,生出的孩子也会体弱多病。

明代著名医学著作《广嗣纪要》也提出了房事"三虚四忌",指出性生活应避开冬至、夏至、月初、月末及凌晨、黄昏、甲子庚申、严寒酷暑、醉酒饱食之时,以及寺庙、井灶、坟墓、太阳与月亮直接照射的地方,且不宜在情绪不好、烦躁大怒、打架骂人之后进行。

有些朋友"性"致偏盛,特别是在天长夜短的夏季,容易醒得早,在起床前还要亲热一阵子,但是这里提醒大家,起床前性爱要注意远离"五更色"。

"五更色"一般是指黎明前过性生活。这个时间一般是寅时,大约凌晨3点到5点,是十二经络的肺经"值班时间"。此时肺经旺盛,有助于肺气调节和输布血液,运行百脉。这个时候不能过分亲热,要保持深度睡眠。很多睡眠不是太好的朋友也会有这样的体会:人睡得最"死"的时候也是在凌晨3点到5点。这个时候如果性爱,不但错过最佳的修养时间,次数多了还会慢慢使机体的阴阳平衡失调,降低抵抗力。性爱过后人需要一个休息和调整的过程,"五更色"的男女双方如果第二天还要上班,直接影响工作状态。正如俗话所言:"黎明同房,瘫倒一床",所以,哪怕黎明前有冲动,也要注意节制,少行房事。

那么,对于习惯五更兴奋的朋友来说,是不是就要干瞪眼地躺在床上呢?对于女性朋友而言,不妨在小腿内侧找一个叫三阴交的穴位按摩。三阴交穴在小腿内侧,内踝尖(脚眼)往上3寸处。经常按揉左右腿的三阴交穴,能起到滋阴补血、增强肝肾功能的作用,可提高性生活质量。

男性在起床前,不妨躺在床上,两腿自然伸直且稍分开。搓热双手,一手轻按肚脐部位的腹部,另一手的拇指、食指圈住睾丸,置于虎口位置,用余下三指轻轻捏睾丸,默数81下。左右换手操作。然后以手掌沿肚脐揉腹,顺逆各81次。按摩睾丸时手法宜轻不宜快、重。注意:附睾炎、睾丸结核等生殖系统疾患者不适用这种保健方法。

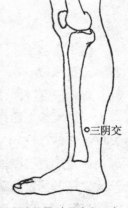

○三阴交

三阴交位置:内踝直上3寸

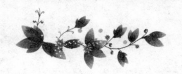

陶弘景《养性延命录》中的睡眠忠告

陶弘景是南朝梁时丹阳秣陵（今江苏南京）人，号华阳隐居（自号华阳隐居）。不但是我国著名的养生家，还是我国著名的医药家、炼丹家、文学家，人称"山中宰相"。他本人享年 80 岁，这个岁数在那个时候不但是高寿，更是罕见的高寿。那么，陶弘景的长寿养生之法在哪里呢？也许我们从他所著的《养性延命录》这本书中睡眠养生的阐述中能找到答案吧。《养性延命录》总结了古人的养生经验并结合自己的养生医药知识，论述了养生延寿的理论与方法。本书推崇道家养生学说，内容较为广泛，是中国较早而颇有影响的一部养生专著。

睡觉前不要大声说话

《养性延命录》中说"起眠讫，勿大语，损人气。"简单理解就是到了睡觉的时候不要大声说话，否则容易耗损我们的阳气。为什么这么说呢？我们睡觉的时候阳气逐渐往体内收敛，大声说话会让我们的气血运行加快。中医认为，说话太多，耗气伤阴，时间久了还会出现气血两伤的状况，不仅会疲劳乏力，还会引起失眠等问题。

头边不要安放灯具

"凡卧讫，头边勿安灯，令人六神不安。"这句话说的是睡觉的时候，头边不要安放灯具，否则会让人六神不安。这句话放在今天依然有道理。每个人的大脑内都存在着一个松果体。松果体的功能之一就是在夜间人体进入睡眠状态时分泌大量的褪黑素。研究发现，褪黑素在晚上 23 时至次日凌晨时往往分泌最旺盛，天亮之后一旦出现光源，就会停止分泌。褪黑素的分泌不仅可抑制人体交感神经的兴奋性，使血压下降，心跳减慢，同时也能让心脏得到休息，进而增强机体的免疫力，消除疲劳。

夜幕降临，床头灯的光线会使人的自然生理节奏陷入混乱状态，同时还会抑制松果体在夜晚正常分泌褪黑素。医学研究发现正常人每天体内会产生约 400 个肿瘤细胞，抑制其发生病变靠的就是身体里的免疫力。一旦没有褪黑素，

59

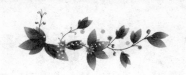

那么人体的免疫力就会降低。癌细胞生长及癌细胞对 DNA 破坏的速度就会加快。作为一种抗氧化剂，褪黑素能有效保护 DNA 免受氧化作用的破坏，一旦遭到破坏，DNA 可能会出现变异，甚至就有可能出现癌变。从中医的角度来说，人体需要昼夜相辅，才能达到阴阳平衡。在灯光中睡觉，过亮的灯光会让人体以为还处于白天，于是阳气就继续循环，从而造成经气紊乱，人也易感疲劳，如何会不生病？

睡觉不要张着嘴

很多读者睡觉起来后会觉得口唇干燥，如果你旁边的伴侣注意观察，就会发现你睡觉的时候十有八九嘴巴是张开的，这样会有什么后果呢？"凡人卧，勿开口，久成消渴，并失血色。"

人睡觉张着嘴，有几种可能，首先可能是肌肉松弛，睡眠时容易阻塞呼吸道，导致鼻腔吸入氧气不足，只好张嘴出气；二是鼻炎和扁桃体炎或扁桃体肥大也可能导致鼻腔呼吸不通畅；三是感冒造成鼻堵塞，感冒治愈后即可恢复正常。长期用嘴呼吸，由于内外部空气压强不同，还可使牙床发育畸形。长期呼吸不畅，影响睡眠质量，造成日间疲乏，精神恍惚，久而久之不生病才怪呢。

半夜醒来少喝水

对于睡眠不好的人来说起夜似乎已经成了"家常便饭"，半夜醒来喝点水是不少起夜的人常做的事情，但是《养性延命录》中也给予了健康提醒："人睡讫忽觉，勿饮水更卧，成水痹。"痹，中医指由风、寒、湿等引起的肢体疼痛或麻木的病。水痹为什么会因为半夜醒来饮水引起呢？因为，半夜是阴气最重的时候，这个时候饮水，身体的新陈代谢比白天减缓，睡觉的时候更无法较快地把这些水分吸收掉，那么这水分就容易在不该积累的地方积累，时间久了就能成痹。

那么，什么时候喝水有助睡眠呢？早上时间匆忙，经常连喝一口水都顾不上；晚上害怕起夜，睡前也坚持不喝水。其实，这些做法都大错特错了。经过一整夜的睡眠，人体会散发掉许多水分，因此晚上睡前就要做好"预防"，少喝点水"备用"，早上起床后第一件事也应该是尽快补充水分。人在熟睡时会微微出汗，造成血液中的水分逐渐减少，血液的黏稠度变高，对于心血管病患者来说，存在很多危险。睡前喝水最大的好处是，可以降低血液黏稠度。因此，睡前即使不渴也最好喝点水，稀释血液黏稠度，减少心肌梗死、心绞痛、脑血栓等突发

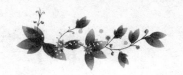

事件发生的几率。建议心血管病人在床头放一杯水,夜里醒来时还可以抿一口。对于糖尿病人来说,保持一定的水分还有利于控制血糖。

睡前更要少喝水

对于绝大多数人而言,睡前喝水没有坏处,关键是要适量,一般睡前半小时喝一小杯水即可。注意睡前不能大量饮水。另外,睡前大量喝水,会增加夜尿的次数,影响睡眠质量。

晨起后,即便不渴也要先喝一杯温开水,不仅可以清肠胃,而且能将唾液中的消化酶带进肠胃,以便更充分地分解食物。需要强调的是,早上不能喝凉水。因为温开水在肠胃的通透性最好,不容易刺激肠胃,有助于肠胃的良性蠕动,而凉水则会刺激肠胃。喝水前应先刷牙,否则口腔中经过一夜的累积,细菌大量滋生,直接喝水就会把这些细菌和污物带入体内。

湿头睡觉百病生

"勿以湿头卧,使人患头风、眩闷、发颓、面肿、齿痛、耳聋。"这句话相信很多人更深有体会。现代人生活节奏都比较紧张,白天工作、活动、应酬等都忙不过来,晚上有空可以舒舒服服洗个头。晚上洗头后,若有足够的时间让头发干透了才睡,那当然最好不过。但有时实在太忙了,过了晚上 10 时才洗头,洗完头后又累得眼皮沉重到睁不开,于是,头发未干就倒头大睡。这样做,年长的一辈都会说以后易得头痛,其实,经过现代科学的研究,人们发现这也不无道理。

用热水洗头后,由于温热作用,使头皮毛细血管扩张,机体向周围辐射的热量增多,同时由于洗头后头发是湿的,有大量水分蒸发出去,也要带走很多热量。一般一克水蒸发时要带走 500 卡热量。由于散热增加,使机体受冻,因而反射性地使上呼吸道毛细血管收缩,局部的血流量减少,上呼吸道抵抗力降低,就使局部早已存在的病毒或细菌乘虚而入,生长繁殖,造成上呼吸道感染,因而出现感冒症状,如流涕、鼻塞、头痛甚至发烧等。而如果在头发未干的情况下睡着,此时体温调节中枢的调节功能低下,就更易发生感冒。因此,一般来说,临睡前最好不要洗头,如果要洗,就用干毛巾擦干,然后再用风筒把头发吹干后才睡,这样,就不会感冒了。头发未干的情况下睡着,容易感冒。

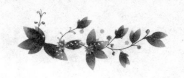

卧室植物摆放要得当

很多朋友喜欢把自己的卧室用花草装点一番，觉得这样富有生活情调，但是大家在关注卧室美丽时尚的同时，也要注意卧室健康。

花卉鲜艳美丽，但是有一些花草却不宜放在卧室中。比如对于有呼吸道支气管炎、气管炎、哮喘的患者来说，室内最好不要摆放鲜花。而对于过敏体质的人来说，花粉、花香都有可能引起过敏反应，出现胸闷、咳嗽症状。由于花粉能引起病人打喷嚏，对手术伤口带来压力，因此动过手术的患者最好暂时远离鲜花，特别是花粉较多的鲜花。

百合花香气浓烈，容易造成人体神经中枢兴奋，如果闻的时间久了还会引起头晕甚至失眠。喜欢养水仙的市民要格外注意，因为水仙茎叶中的无色透明黏液有毒，误食可能引起呕吐、腹痛、腹泻等不良反应，严重的还可导致昏厥。

卧室内植物数量不要太多。一般 12～16 平方米的空间内，大型绿叶植物不要超过 3 盆，小型的不要超过 5 盆。

对于很多乔迁之喜的市民来说，新房卧室里面最适宜选择四季常青的花木或能吸收有毒气体的品种，如吊兰、文竹、仙人掌、龟背竹、常青藤等。吊兰、芦荟可消除甲醛的污染，使空气净化；而龟背竹在夜间有很强的吸收二氧化碳的特点，比其他花卉高 6 倍以上；美人蕉对二氧化硫有很强的吸收性能；室内摆一两盆石榴，能降低空气中的铅含量；海桐可以吸收光化学烟雾，还能防尘隔音；石竹有吸收二氧化硫和氯化物的作用；月季、蔷薇这两种花卉较多地吸收硫化氢、氟化氢、苯酚、乙醚等有害气体，减少环境污染；菊花、铁树、生长藤可以减少苯的污染。

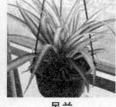

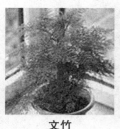

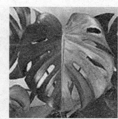

| 绿萝 | 吊兰 | 文竹 | 龟背竹 |

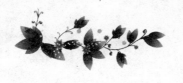

卧室窗帘要选好，隔音用色都重要

窗帘在卧室的布置中也比较有讲究。它不仅关乎卧室装饰的美观，也关乎卧室气氛的营造，而且还与你的睡眠及健康息息相关。

我们先来说说卧室窗帘的隔音效果。卧室选用双层窗帘或隔音窗帘，不仅可以防止光线太早"溜"进室内，还具有一定的减噪效果。布窗帘有非常好的吸音效果，质地以棉、麻为佳。一般来说，越厚的窗帘吸音效果越好，一条质地好的窗帘可以减少 10％～20％ 的外界噪声。如果你或家人睡眠有障碍，对外界的声音很敏感，那就考虑用一块厚厚的棉麻类窗帘吧。

我们接下来谈一谈卧室窗帘的遮光问题。良好的卧室窗帘应具有阻挡强光和紫外线的功效。遮光布做成窗帘的形式有两种：一种是做成布帘式的。采用的遮光布比较轻、薄，易折叠。一般利用尼龙搭扣，将选好的窗帘和遮光布合二为一，让有涂层的一面朝外，以阻挡强光的照射。还有一种是做成卷帘式的。通常是将遮光布进行处理后，使其平整且富有垂感，可直接做成卷帘。

通常来说，双层的窗帘更适合。一层轻薄的纱帘，可以在白天拉上，适当调节室内亮度，使眼睛免受强光刺激。另一层用棉质厚布帘，透气性较好，并能保证一定的保暖性，特别是晚上，可以避免受凉。同时，厚重的窗帘能营造静谧环境，有利于睡眠。窗帘的颜色不能太暗也不能太亮。比如，黑色的太暗，容易使居室看起来阴暗，影响人的情绪；白色和红色的则太亮，容易晃到眼睛。一般以深蓝色的窗帘为好。

由于大家居住的户型不同，卧室的方向也不相同。不同朝向的卧室的窗帘选择也有一定的技巧。比如中国装饰设计委员会委员周为民指出，窗户的朝向不同，选择窗帘的款式和质地也应有区别。

东边窗户：垂直帘。伴随着太阳东升，东边房间的窗户能迅速聚集大量光线，热能也会通过窗户的金属边框迅速扩散开来。因此，东边的窗帘最好能为早上醒来的主人准备柔和的光线。不妨选择具有柔和质感的垂直帘，它们能通过淡雅的色调和柔和的光线，让主人享受一天里第一缕美好的阳光。

南边窗户：遮光帘。南边的窗户一年四季都有充足的光线，是房间最重要

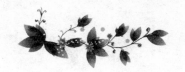

的自然光来源。但是，在炎热的夏季，含有充足热量和紫外线的阳光就显得有些多余了。因此，南边的窗帘最好能防晒、防紫外线。目前比较流行的遮光帘（上面镀有一层防晒涂层）是最佳选择。展开帘子，不仅能将强烈的日光转变成柔和的光线，还能观赏到外面的景色；拉起时，强遮光性和强隐秘性让主人在白天也能享受到夜晚的宁静。如果是布艺窗帘，则一定要考虑与纱帘搭配使用，纱帘最好选择玻璃纱帘，紫罗兰颜色的遮光性最好。

西边窗户：百叶帘、风琴帘、百褶帘、木帘。夏日里，夕晒会使房间温度增高，因此，西边的窗户应经常关闭，或予以遮挡，可尽量选用能将光源扩散和阻隔紫外线的窗帘，给家具一些保护。百叶帘、风琴帘、百褶帘、木帘，或是经过特殊处理的布艺窗帘都是不错的选择。

北边窗户：布质垂直帘、薄一点的透光风琴帘、卷帘。如果光线从北面进入家中，会显得十分均匀而明亮，是最具情调的自然光源之一。所以，北边窗户最好选择高透明度的窗帘，而忌用质地厚重的深色窗帘。为了充分保留这种情调，布质垂直帘和薄一点的透光风琴帘、卷帘，以及透光效果好的布艺窗帘，都是比较好的选择。

窗帘既然与我们睡眠健康有着紧密联系，那么保证窗帘的洁净就显得很重要。窗帘作为家居装饰的重要组成部分，除了可以保护隐私、调节光线，还能点缀家居。但美丽的窗帘却让很多人忽略了清洁。许多人家里一挂就是几年，有的家庭甚至从来不清洁洗窗帘。长期挂着不清洗，窗帘上面落满了灰尘和细菌，这些又是引起哮喘、咳嗽等疾病的诱因。

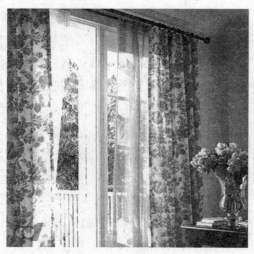

第五章
居家简易养生

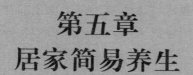

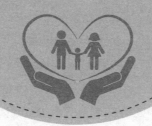

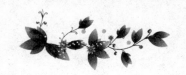

一把梳子健全身

一谈到梳子，一些年轻女性就会说："现在都去美容院美发、烫发了，谁还用梳子？最多偶尔早上简单地用梳子梳梳头发。"梳子似乎被人们渐渐地淡忘了。可是，你知道吗？你淡忘的不仅只是一种工具，更是一种实用、方便而有效的养生方法。

运用梳子为工具，梳头和按摩、梳刮身体相关经络和穴位，不仅能消除大脑疲劳，在疗疾、改善亚健康症状、养生美容等方面也都有非常显著的功效。

为了让大家更好地了解梳子养生的方法，我们在此特别把普及版梳子养生操呈现给大家。

第一节：头梳五经耳目清

梳头先要梳五经

督脉膀胱和胆经

额前发迹始梳起

提神醒脑益神经

中医学认为头是"诸阳之首"，"诸阳所会，百脉相通"，人体的重要经脉和四十多个大小穴位，以及十多处特殊刺激区均聚于此。经常用梳子梳理头发，能疏通经络，活血化瘀，改善头发营养。用脑过度感觉疲倦或者神经衰弱的时候，梳头数分钟，则会感到轻松舒适。

中医有一种独特的梳头方法——拿五经。用五指分别点按头部中间的督脉（位于头部正中线），两旁的膀胱经（从内眼角开始，上行额部，左右交会于头顶，从头顶分出至耳上角）、胆经（起于眼外角，向上达额角部，下行至耳后），左右相加，共五条经脉，所以称之为"拿五经"。中医认为，梳"五经"可以刺激头部的穴位，起到疏通经络、调节神经功能、增强分泌活动、改善血液循环、促进新陈代谢的作用，能防治中风等疾病。

大家可以按照这个方法每天闲暇时段用梳子梳 3～5 次，每次 3～5 分钟，晚上睡前最好再"拿"三次。

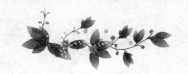

第二节：梳刮颈部一身轻

先梳风府到大椎

再梳天柱至大杼(zhù)

最后风池达肩井

肩上从此无重负

准备一把砭石梳子,在颈后和肩膀均匀涂抹刮痧油,先刮拭第一条线,即从上向下正中督脉上的风府至大椎;再刮拭膀胱经上的天柱至大杼,左右各一条;最后从风池穴刮至肩上的肩井穴,左右各一条,风池穴到颈根部从上向下刮,肩井穴从内向外刮。

注意两点:一是每条线都要分段刮拭,每一下刮拭的长度为3～5厘米;二是刮的同时向肌肤深部按压,遇到疼痛、肌肉僵硬、不顺畅的部位要重点刮拭10～20次。建议已经出现颈肩疼痛的患者,每周刮拭1次;疼痛缓解后,2～3周刮拭一次,以巩固疗效。

第三节：腹部梳梳身材好

梳理腹部绕神阙

逆时为补顺为泻

微微发热最适度

促进消化好排泄

明代医家龚居中在其所著的养生专著《福寿丹书·安养篇·饮食》中对于吃饭之后的养生细节有这样一段描述:"每食讫(结束),以手摩面及腹,令津液通流。"

用梳子梳理按摩腹部,有助于促进胃肠蠕动和腹腔内血液循环,减少腹部脂肪堆积,还有益于增强胃肠功能。具体做法是:以神阙穴(脐部)为中心,以梳子慢而轻柔地顺时针按摩,以腹部微微发热为度。中医认为津液的生成源于饮食中的水分和营养物质,按摩腹部就是一个帮助水谷津液在人体内更好地被消化、吸收以及排泄的过程。

第四节：腰背梳推防衰老

腰背不适梳肾俞

以点带面肾阳补

舌顶上腭目微闭

腰膝酸软日渐除

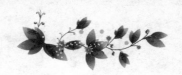

　　中医认为"通则不痛,痛则不通",上班族坐久了肌肉容易僵硬,血液循环不畅,因此如果用梳背或梳柄常拍打背部或按摩背部,便可以起到按摩背部穴位的效果,促进背部血液循环,预防背痛。

　　中医认为温补肾阳有助延缓衰老,位于后腰部位的肾俞穴也是补肾要穴。取定穴位时,通常采用俯卧姿势,肾俞穴位于人体的腰部,当第二腰椎棘突下,左右两指宽处。以肾俞穴为中心的周围手掌大小的区域都是可以温补肾阳的按摩区域。大家有空的时候,尤其是感觉腰酸背痛、肾区虚冷的时候都可以试试用梳子按摩肾区。具体要领是:舌抵上腭,双目微闭,双臂后展,用梳子背面摩擦双肾俞穴及周围区域,至出现酸胀感,且腰部微微发热,一般每次 5～10 分钟。散步时,也不妨双手握梳子柄部,边走边轻轻击打肾俞穴,每次击打 30～50 次,有助于防衰老,也对腰膝酸软和性冷淡也有一定的效果。

第五节:梳理双臂疾患少

六条经脉布双臂

从臂至指梳理气

有益心肺大小肠

护肤防衰更有益

　　中医认为人体的手臂及手部分布着六条经脉,分别是分布在手臂外侧的手阳明大肠经、手太阳小肠经和手少阳三焦经;分布在手臂内侧的手太阴肺经,手厥阴心包经与手少阴心经。

　　用梳子像刮痧一样刮磨这些经脉循行的部位,从手臂刮磨至手指部位,有助于促进经络的气血运行,使其保持顺畅,而且对心、肺、大肠、小肠等脏腑的保养也有功效,力度以刮磨至皮肤稍红为度。经常刮磨有助保持皮肤弹性,增加肌肤活力,尤其对中老年人来说是保持老来俏的好办法。

第六节:指压梳尖百病消

手持梳尖按指尖

六穴同达功效翻

少商商阳到中冲

关冲少冲少泽连

　　具体步骤:左手持一把梳子,用右手五指指腹及指尖用力点按梳尖,有节奏的反复点按 64 次,力度为指尖稍感酸胀为度;右手做法同左手。不少人都听说过金庸武侠小说《天龙八部》里的"六脉神剑"，这六路"神剑"其实是以中医的六个穴位命名的，分别是少商剑、商阳剑、中冲剑、关冲剑、少冲剑和少泽剑。现实生活中，这些穴位自然不会有武侠小说中描述的那些威力，但的确有一定的保健效果，指压梳尖能起到"六剑同练"的锻炼效果。

少商穴：在双手拇指末节外侧（尺侧），距指甲角0.1寸，对于扁桃体炎、感冒发烧、咽喉肿痛都有较好疗效。少商穴不宜艾灸，适合按摩。

商阳穴：位于食指末节桡侧指甲旁，距指甲角0.1寸，刺激该穴具有强精壮阳之效，可延缓性衰老。

中冲穴：位于手中指指端的中央，急救时应连续用力刺激，频率约为每分钟100次。按压穴位力度准确的话，一般在40秒后即可见效。如果心绞痛突然发作，还可采取刺激该穴位的方法急救，能起到一定的缓解作用。

关冲穴：位于无名指指甲旁靠近小指一侧，有泄热开窍、清利头目的功效。

少冲穴：在小指内侧（桡侧）指甲角外约0.1寸处，对于心火上炎导致的心中烦热、口舌生疮、尿黄等症，可通过点按少冲穴缓解。

少泽穴：在小指外侧（尺侧）指甲角根部，对于治疗乳房胀痛、乳汁少等乳房疾病有效，还可治头痛、咽喉肿痛等病。但是需要注意的是这个穴位孕妇慎用。

厨房用好就是健身房

减肥去哪里？健身房？你的观点OUT了！想减肥，那你应该花多点时间在厨房！

据英国《每日邮报》报道，一项新的研究表明，愿意花更多时间准备食物的人更健康，BMI指数更低，而且往往更乐于运动。39％拥有健康BMI的英国成年人，每天花在准备食物上的时间是45分钟以上。在厨房里花更多时间的人更有可能定期锻炼，保持健康。42％的人保持着每周运动2~3次，每天吃5份蔬菜和水果的比例也更高。相比之下，每天只花30分钟以下准备食物的人，有45％的人BMI在25以上。

身体质量指数缩写为BMI，计算方式＝体重（kg）除以身高的平方（m²），是衡量是否肥胖的标准。一般认为低于18.5为轻体重，18.5~25为标准体重，

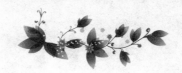

25～30 为超重,30 以上为肥胖。

很多家庭做饭都是女性的事情,但是为了健康,我们建议男士们也不妨每周做一回"家庭煮夫"。一来帮妻子分分忧,二来也是为自己的健康加分!

做过饭的人都有这样一个感受,那就是很容易放松大脑,听听音乐,切切蔬菜、肉片、鱼片,绿色的青椒、黄色的生姜、红色的西红柿、紫色的甘蓝、白色的豆腐……飘着自然风味的五颜六色,让人的心情顿时愉悦许多。这个时候脑子里被做菜做饭的流程占据,那些烦心事就让它丢到一边去吧。

另外,有人很讨厌洗碗,宁可做饭,也不愿收拾碗筷,但是有的人却很享受洗碗的乐趣和功效。其实洗碗对于电脑族而言是个不错的运动,因为洗碗时手指动作正好可以预防鼠标手,有利于指关节的活动与锻炼,此外,还有助于缓解工作压力,消除轻度疲劳症状。在厨房干活,与其说是在干家务,不如说是在享受家务运动的乐趣!

练习金鸡独立不但养生,还能预测中风危险

金鸡独立健身法很简单,只需要将全身放松,双眼微闭,两手自然放在身体两侧,然后任意抬起一只脚,试着站立几分钟。站立的关键在于不能睁开眼睛,同时必须将全身所有的力量和心意集中在脚底。

金鸡独立健身法的第一个好处就是养心宁神,能够让人心不再散乱虚躁,达到集中意念、养心安神的目的。如果你心浮气躁是不可能练好的,越是心如止水,单腿站立的时间就越长、越轻松。第二个好处就是通过站立达到对脚部经络的刺激和调节。经络得到了锻炼,那么经络对应的脏腑和它循行的部位也就相应得到了调节。第三个好处就是锻炼平衡感,辅助降血压、血脂。

需要提醒是,第一次练习金鸡独立健身运动的朋友一定要循序渐进地锻炼,不要急于求成,注意安全。有高血压、眩晕症等疾患的患者更要注意,最好在练习前咨询医生。

日本京都大学医学院研究新发现,单腿平衡能力可预测中风危险,如果单腿站立无法坚持 20 秒,中风危险相对较大。京都基因组医学中心副教授田原康治及其同事对平均年龄 67 岁的近 1400 名参与者进行测试,结果发现,单腿

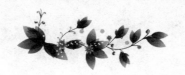

站立时间不超过 20 秒的参试者发生小中风或脑内小出血风险更大。同时，平衡能力差的参试者在思维能力和记忆技巧测试中得分也相对更低。研究人员称，单腿站立难度大预示着小中风或大脑内已发生轻微出血，这意味着更高的中风风险。

通过单腿站立测平衡，可较准确筛查出可能发生小血管病变的患者，进一步排查中风危险，做到防患于未然。

午间散步"采阳"养生

1916 年出生的国医大师邓铁涛，为全国老中医药专家学术经验继承工作指导老师、广东省名老中医，国家级非物质文化遗产传统医药项目代表性传承人。

在天气晴朗、阳光充足的日子里，邓老经常会在午间下楼围着小区空地慢慢踱步，走上 10 来圈，至身上微微出汗、浑身温暖舒坦后才回家。他称这种方法为"午间散步采阳养生法"。

从中医的角度来看，中午是一天中自然界阳气最盛的时候，而人体内的阳气跟自然界一样也达到相对旺盛的状态，选择这个时候边晒太阳边散散步，可以进一步提升体内的阳气，从而起到采阳的作用。

《黄帝内经》中记载："阳者卫外而为固也。"这是指人体有抵御外邪的能力，这种能力就是阳气。人的阳气要调和，才能巩固它的防护功能，不然就会招致病邪的侵入。

人体前（腹胸）为阴、后（背）为阳，因此晒后背能起到补阳气的作用。晒晒后背，就是晒背后的阳脉之海——督脉和足太阳膀胱经，这样有助于祛除脏腑尤其是脾胃的寒气，改善消化功能。也可以适当晒晒肚脐周围，这是神阙穴所在，有利于养阳。

建议大家午间休息的时候不妨学一学邓老的"午间散步采阳养生法"。对于不便于到室外行走的老年朋友来说，也可以在家的阳台走廊上晒晒太阳、散散步。

需要注意的是，午间散步晒太阳，要边走边晒，而不是一动不动地站在太阳底下晒，那样反而不利健康，且散步晒太阳以体感舒适为度。

督脉统络诸阳，任脉统络诸阴，为十二经络阴阳之纲领。

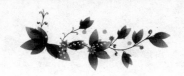

跟江苏三位国医大师学居家"养肝经"

中医认为肝具有调畅情志、疏泄气机的作用。如何居家来养肝呢？江苏的三位国医大师的养肝之道，我们不妨一起来学学！

1928年出生的徐景藩，是被授予白求恩奖章的国医大师，他即便在耄耋之年，依然思维敏捷，行动自如。除了读书临证，徐景藩空闲时喜欢泼墨挥毫，临摹名家法帖，曾经一气呵成完成王羲之的《兰亭集序》，字如行云流水，沉稳端庄。他认为书法为"纸上的太极、墨上的气功"，可陶冶人的性情，修身养性，排除心中的忧虑和烦恼，可从书法艺术中吸取精神营养，是一种高尚的艺术享受。

《素问·痿论》中说"肝主身之筋膜。"《素问·六节脏象论》提道："肝者……其充在筋。"所以养肝就必须注意养筋脉。练习书法时，需要指实、掌虚、腕平。书写中上指关节随着笔画顺序富有节律地运动，调节了手臂的筋脉和神经，并带动身体其他部位舒缓运动，很好地体现了"摇筋骨、动肢节"的导引养生术之内涵，不愧是养肝的好方法。

1917年出生的国医大师朱良春，是全国著名中医内科学家，治学严谨，医术精湛。他有一道"养生粥"，而且一喝就是70年。据朱老回忆，上世纪30年代末，他随老师章次公在上海行医，彼时霍乱横行，师徒日夜操劳，渐觉体力不支，人也逐渐消瘦。"母亲知道后，把绿豆、薏仁、扁豆、莲子、大枣清洗干净，用黄芪浸泡过的水大火煮开，换小火煮40分钟，再放入枸杞煮10分钟，煮出来的粥不仅味美，而且能抗疲劳、强体力，我记得吃了几个月后，精神开始好转，不再感觉疲劳，这个习惯就保持下来，到现在还坚持每天喝上一碗。"

朱良春的这碗"养生粥"是非常好的"养肝粥"，为什么呢？我们常说"心肝宝贝"，心主血，心是一身血液运行的枢纽；肝藏血，肝是贮藏和调节血液的重要脏腑。两者相互配合，共同维持血液的运行。所以说"肝藏血，心行之"（王冰注《黄帝内经·素问》）。全身血液充盈，肝有所藏，才能发挥其贮藏血液和调节血量的作用，以适应机体活动的需要，心亦有所主。"养肝粥"中，有清热解毒功效的绿豆是入心经的，带点苦味的莲子也正好能够清心养心，枸杞是补肝佳品，红枣、薏仁、扁豆都是健脾的，健脾有助于我们体内物质疏泄与运化的正常，再加

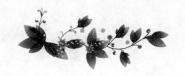

上大补元气的黄芪,因此食疗效果非常好。

1928年出生的国医大师周仲瑛,是国家级非物质文化遗产传统医药项目代表性传承人。"睡得香",周老的很多弟子对此都有体会。周老不管是忙碌紧张还是相对空闲,也不论环境安静还是喧嚣吵闹,他倒头便能睡得着。有一次,他的学生随他到建湖诊治病人,正赶上修路,道路异常颠簸。就在大家心烦气躁、怨天尤人时,却发现周老已经在前排的座位上呼呼睡着了!

"人卧则血归肝",夜里11点到凌晨3点是肝发挥其藏血、解毒作用的最佳阶段,所以务必要在晚11点前睡觉,最好能在10点半左右就入睡,这样11点时正处于深度睡眠状态,有利于血液回肝解毒,且养肝。

居家学学原外交部部长的鼓掌健身法

2015年举行的博鳌论坛"面向未来:中医药的国际化"专场活动上,外交部原部长、中国民族医药学会国际交流分会名誉会长李肇星参会并回答记者提问。现场有记者问李肇星:"你在参加国际会议时,鼓掌特别卖力,这是为什么?"李肇星回答说:"参加会议都很累,只能坐着,他就靠鼓掌来锻炼身体,手上有很多穴位,这也是中医之道。"李肇星还解释了自己和中医的渊源,他说,小的时候生过一场大病,多亏当中医的爷爷相救才活了下来。

鼓掌的拍法属于中医推拿手法之一

鼓掌也是拍掌的过程,而推拿手法之一便有拍法。具体的方法是:用五指自然并拢,掌指关节微屈,使掌心空虚,然后以虚掌节律地拍击治疗部位,称为拍法。

拍法有三个动作要领:① 指实掌虚,利用气体的振荡,虚实结合,要做到拍击声清脆而不甚疼痛;② 拍法要以腕力为主,灵活自如;③ 一般拍打3~5次即可,对肌肤感觉迟钝麻木者,可拍打至表皮微红充血为度。

除了拍掌之外,还可拍肩背、腰骶、股外侧、小腿外侧等部位。拍法的主要功效是行气活血、舒筋通络,对于风湿酸痛、重着麻木、肌肉痉挛等都有一定的疗效。平时适当使用拍法,也能达到舒筋活络、强身健体的效果。

手三阳经:手阳明大肠经、手太阳小肠经和手少阳三焦经。

手三阴经:手太阴肺经、手少阴心经和手厥阴心包经。

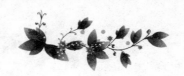

居家休闲的时候，也可以尝试与伴侣或者家人互相拍背健身。

中医认为，背部脊柱是督脉所在，脊柱两旁是足太阳膀胱经，共有53个穴位，这些经穴是运行气血、联络脏腑的通路，拍或捶打这些穴位，有促使气血流通和调节脏腑的功能，治疗某些疾病。例如，刺激背部的肝俞穴，能治肝、胃、眼病和神经衰弱、肋间神经痛等；刺激胆俞穴，可治胆囊炎、口苦、胁痛等。

现代医学也证明，人的背部皮下有大量功能很强的免疫细胞，由于自己的手平时不容易触及背部，所以这些有用的免疫细胞处于"休眠"状态。互相拍或捶背时，刺激这些细胞，激活了它们的功能，有助健康。

拍或捶背，可用虚掌拍打患者的背部；或用虚掌、掌根、掌侧叩击患者的背部。施用手法、动作要求协调、灵巧，着力要有弹性，每分钟60～100次，用单手或双手均可。拍（捶）背可达到有病治病、无病强身的目的，确实是简便易行、不花分文的健身法。

跟《易筋经》学简易居家拉筋养生

俗语有这种说法："筋长一寸，寿延十年"，意思是筋骨好了，能增强身体免疫力，从而延年益寿。说法虽然夸张，但筋对健康的重要性不言而喻。我国传统健身气功"易筋经"中有对于筋与健康的论述："筋弱则懈，筋壮则强，筋和则康。"

中医把人的皮、肉、筋、骨、脉称为"五体"。现代医学所说的软组织就类似于筋的范畴。无论是中国传统的健身气功易筋经、五禽戏、八段锦、太极拳，还是现代的体操、健身操，甚至如今流行的瑜伽，都有很多拉筋健身的步骤。

不妨先做个自我检查：你弯腰时腰酸吗？蹲下时顺利吗？行走时，脚跟部位的筋有放射性的牵引痛感没有？跟别人一起行走时有没有感觉自己的步伐总是迈不大呢？如果你有上述问题，你可能出现"筋缩症"了，说通俗一点就是你的筋缺乏弹性，尤其是那些喜欢以车代步、整天喜欢坐着不运动的朋友更要注意。如果排除其他疾病导致的上述问题，就要试试"拉筋"锻炼。这样有利于保持筋的活力,维护筋脉健康,从而提高身体素质,延年益寿。

"拉筋"锻炼对场地的要求不是很高,下面为大家推荐两个比较简单的"拉筋"锻炼方法。第一个是《易筋经》第三势的"掌托天门":两脚开立,足尖着地,足跟提起;双手上举高过头顶,掌心向上,两中指相距3厘米;沉肩曲肘,仰头,目观掌背。舌舐上腭,鼻息调匀。吸气时,两手用暗劲尽力上托,两腿同时用力下蹬;呼气时,全身放松,两掌向前下翻。收势时,两掌变拳,拳背向前,上肢用力将两拳缓缓收至腰部,拳心向上,脚跟着地。反复8~20次。第二个方法是利用自家的门框,双手上举,扶住两边门框,尽量伸展双臂;一脚在前,站弓步,另一脚在后,腿尽量伸直;身体正好与门框平行,头直立,双目向前平视;以此姿势站立3分钟。再换一条腿站弓步,也是3分钟。

需要注意的是,有高血压、心脏病、骨质疏松症、长期体弱者、大病初愈者等,一定要遵医嘱,不可擅做此类锻炼,以免适得其反。

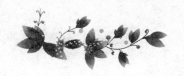

居家口腔健身法——赤龙搅海和叩天钟

中医对于口腔的养护也非常重视,大家除了要刷牙保护口腔,也不妨学学中医的口腔健身法——赤龙搅海和叩天钟。

唐代名医孙思邈是古代文献记载的屈指可数的年过百岁的医生之一,他在其所著的《养生铭》中记载了"晨兴漱玉津"的祛病益寿方法。据传,他每天早上醒来时都会活动舌头,直至用舌搅出唾液,然后徐徐咽下。这种咽津养生功,道教称之为"玉液还丹",并把它发扬光大,在隋唐时期非常流行,后世称之为赤龙搅海。

练习这个口腔保健方法,首先要心平气静。将舌在口中上下、左右依次轻轻地搅动各9次,先左后右,以舌搅津,通过搅动舌体,以促进唾液的产生,再将练功产生的这些唾液鼓漱十余下,分作三口慢慢咽下。注意用意念送入下丹田。咽津的时候,要汩汩有声,但不宜太猛。经常练习可以固齿健脾。有学者研究发现,古人造字时取意"舌上的水"为"活"字,别有一番深意。

中医口腔养生方法中,还有一种叫"叩天钟",也就是叩齿,是古代盛行的一种养生术。民间有谚语形容叩齿的功效:"朝暮叩齿三百六,七老八十牙不落"。

五脏化液:心为汗,肺为涕,肝为泪,脾为涎,肾为唾。吞唾可以养肾精。

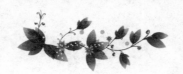

每天早晨上下牙齿反复相互咬叩 60～360 次，不仅能强健牙齿，对身体其他器官也是很好的锻炼。叩齿能促进牙齿周围组织及牙髓腔部位的血液循环，增加牙齿的营养供应，因此能强壮牙齿，从而减少龋齿等牙病的发生。老人若坚持经常叩齿，面颊部还不易塌陷，且咀嚼有力，牙齿也不易松动、脱落。

还有一种口腔保健养生方法也值得大家学习，那就是茶水漱口。对于龋齿的发病原因，隋朝著名的医家巢元方在其所著的《诸病源候论》中认为，龋齿的原因是饭后不漱口。实际上，老祖先非常注重饭后漱口这一护齿理念。宋末元初的养生著作《三元参赞延寿书》中有用浓茶漱口的记载："凡饮食讫，辄以浓茶漱口，烦腻既去，而脾胃自和，凡肉之在齿，得茶漱涤，不觉脱去而不烦挑剔也。盖齿性便苦，缘此渐坚牢而齿蠹且自去矣。"现代医学研究发现，茶叶含有茶多酚，绿茶的多酚含量较高，具有很强的清除自由基作用和一定的抗菌活性，对致龋的变形链球菌有良好的抑制作用。

助您耳聪目明的两种居家养生法

很多人感觉随着年龄的增长，视力和听力大不如前，这时候不妨试试国家中医药管理局联合国家卫生计生委，共同发布的《中国公民中医养生保健素养》中推荐的两种养生保健简易方法。

这个方法有助于预防眼翳。眼翳又称翳状胬肉，大部分发生在中老年人，以户外工作者居多。翳状胬肉初期对视力影响不大，但若放其生长，等到长至角膜中心位置时，会盖住整个瞳孔，严重影响视力，而且眼翳长得愈大，也就愈往角膜深层侵犯。

如何通过运睛来预防眼翳呢？具体做法是：闭目转睛，左右各七次，然后忽然睁大眼睛快速查看物体，自觉眼内有热气。转动眼睛时口鼻短暂闭气，睁眼时尽力用口呵出浊气，吸入清气，各七次。从现在医学解剖学的角度看，"运睛除眼翳"的本质是眼睛的自我主动按摩，它通过眼睛的主动运动，对眼皮内部神经进行按摩，使眼内气血通畅，改善神经营养，以达到消除睫状肌紧张或痉挛及消除初期翳状胬肉的目的。

还有一种是凝耳法。中国古代很早就有"以耳养生"的记载，其中"凝耳法"

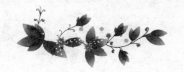

是常用方法之一,指双手掩耳,低头、仰头 5~7 次,可使头脑清净,去除杂念。

耳朵周围穴位众多,如耳尖、翳风、头窍阴等,掩耳的同时可按摩这些穴位,起到疏通经络的作用。反复低头仰头,可促进脑部血液循环。充足的血液可使头脑清醒,让人深度放松。当深度放松时,可使微血管及微循环畅通,感觉温暖;同时使呼吸深长,血气旺盛,肢体及大脑得到充足供血供氧,顿时感觉精神爽快。

洗脸之后的两种中医养生保健法

很多人洗完脸之后更多的是习惯涂抹一些护肤的化妆品,但是却不知道还有两种养生保健的方法非常适合在这个时候做,建议大家洗完脸之后不妨试试《中国公民中医养生保健素养》中推荐的两种简易养生保健方法。

搓　面

搓面疗法是用手轻轻搓擦面部的一种中医民间疗法,有一定的养生保健作用,可防治一些身体疾患。清代医学家吴尚先在《理瀹(yuè)骈文》中就说:"晨起擦面,非徒为光泽也,和气血而升阳益胃也。"操作方法是:每天清晨,搓热双手,用中指沿鼻部两侧自下而上,到额部时两手向两侧分开,经颊而下,反复搓面 10 余次,至面部轻轻发热为好。此法有改善面部血液循环的作用,可使面部红润光泽,消除疲劳,治疗面神经麻痹、面部色素沉着、黄褐斑、面部神经痛等病症。长期坚持可延缓颜面衰老,推迟老年斑产生。

梳　发

用双手十指插入发间,用手指梳头,从前到后按搓头部,每次梳头 50~100 次。有助于疏通气血,清醒头脑。

这套保健养生功法中医叫"拿五经"。人头部中间的督脉,两旁的膀胱经、胆经,左右相加,共 5 条经脉,所以称之为"拿五经"。回家略作休息以后,梳 3~5 次,每次不少于 3~5 分钟,晚上睡前最好再 3 次。中医认为,头为"诸阳之

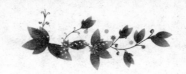

首"，梳头"拿五经"可以刺激头部的穴位，起到疏通经络，调节神经功能，增强分泌活动，改善血液循环，促进新陈代谢的作用。经常梳头，可使人的面容红润，精神焕发，此外还能防治失眠、眩晕、心悸、中风等。

饭后居家养生两法宝：揉腹、散步

明代医家龚居中在其所著的养生专著《福寿丹书·安养篇·饮食》中，对于吃饭之后的养生细节有这样一段描述：食毕，当漱口数过，令人牙齿不败口香。每食讫，以手摩面及腹，令津液通流。食毕，当行步踌躇。

这段文字讲述了饭后要做的三件事：漱口、摩面腹和踌躇行步。您不要小看这简短的几行文字，即使从今天来看，仍然有很多值得借鉴的养生精髓！饭后漱口很多读者都知道，但是另外两件事大家未必做对了！

食后按摩腹部，有助于促进胃肠蠕动和腹腔内血液循环，还有益于增强胃肠功能。具体做法一般是：以脐部为中心，以掌心摩腹，慢而轻柔地顺时针按摩，以腹部微微发热为度。中医认为津液的生成源于饮食中的水分和营养物质，这些物质经过胃的受纳、腐熟、消化，精微部分下传小肠，经小肠分别清浊，吸收其中有营养的水谷精微，向上输送到脾，糟粕部分下传大肠，大肠吸收糟粕中残余水分，形成粪便，从肛门排出。由此不难了解，按摩腹部就是一个帮助水谷津液在人体内更好地被消化、吸收以及排泄的过程。

以手摩面是大家熟知的干洗脸，坚持摩面的读者朋友们或多或少有这样一个体会：经常以手摩面我们的面部肌肉得到了运动，面部的毛细血管的微循环会加快，我们的面部皮肤会更加有弹性、有润滑感。这里给大家推荐简单的摩面方法：起床时，面向正南坐，闭目凝神片刻。两手掌相互摩擦发热，以手掌按摩面部，贴着额头中部，向下平抹面部至下巴，再从侧面向上平抹至额头，以面部慢慢有热感为度。需要提醒大家的是：对于高血压者，从上往下按摩面部较好；对于低血压者，从下往上按摩面部为宜。

俗话说"饭后百步走活到九十九"，不少读者朋友也有饭后步行的习惯，但是不少读者朋友看到"行步踌躇"这几个字便有点纳闷了，难道要犹豫不定地行走？实际上，这里的踌躇意思是"从容自然"的意思。

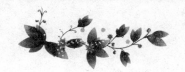

　　以车代步、不喜欢步行都是不健康的生活方式,会带来一系列的健康隐患。步行运动不仅让精神舒畅,还有助于降低人体内胆固醇的含量、降低血压、减重、促进睡眠、增强免疫力等功效。

　　吃饭之后一般相隔 30 分钟左右比较合适漫步行走健身,有助于消化,促进新陈代谢,预防肥胖,改善睡眠质量。"百步"并不仅是说走一百步左右,身体素质较好的每分钟约行一百步左右。国外研究发现对于大多数人而言,高于每分钟 120 步的健步走,对身体才有明显的锻炼效果。能走一千步以上效果更好。此外,早晨起来之后饭前慢步一会儿,有利于肠胃蠕动,注意步幅不要太大,步幅太大会引起小腿和臀部肌肉酸痛,导致不必要的损伤。

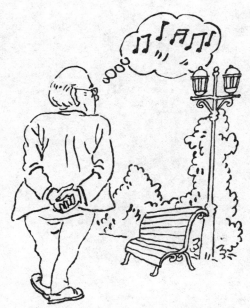

　　如果还要更具体一点,什么样的步行运动量是适宜的呢? 老年人和体质较弱的朋友,每分钟约走六七十步;长距离健步走者,男性朋友每分钟走八九十步,女性七八十步;身体素质较好的每分钟行一百二三十步左右。

第六章
四季养生

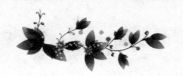

也许你感叹以前不注意养生,健康每况愈下,大病虽不犯,小病却不断!也许你真的很忙,没空去记那么多的养生方法,但是心中却仍然有一个期盼健康的梦!为了方便大家记忆,这里特别推出"四季养生拍手歌",希望我们一起在充满乐趣的氛围中,轻松学习四季的养生之道吧!

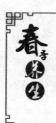

春三月,此谓发陈。天地俱生,万物以荣,夜卧早起,广步于庭,被发缓形,以使志生;生而勿杀,予而勿夺,赏而勿罚,此春气之应,养生之道也。逆之则伤肝,夏为寒变,奉长者少。

——《素问·四气调神大论》

春季养生拍手歌

你拍一,我拍一,春季养肝排第一

也许你觉得温暖的春季好像什么都该保养一下,但是总得有个先后顺序吧,春季首当其冲的保养对象就是我们的肝!为什么这么说呢?春季是大自然阳气萌发的季节,树木草丛都披上了翠绿的新装,而中医认为春季对应的五行就是"木",而其对应的五脏便是肝!我们想想看,春天里是不是树木都向上生长和向外舒展呢,这个特点跟中医所讲的五脏中的"肝"的功能特点相似,肝具有调畅情志、疏泄气机的作用。所以春季的五脏归属为"肝",自然养生的重点也是肝了。

中医认为,"肝为罴极之本",罴极是力大至极而耐劳之意。肝为罴极之本,是指肝为人体力量最强大并能耐受疲劳的根本。所以肝健康的人总是精力充沛,但不是说精力充沛就要透支肝的能量。比如很多人在春季想给工作或者学习开个好头,经常熬夜加班或者学习,觉得自己年轻,精力充沛没有问题,殊不知这种行为非常不利于养肝。中医认为"人卧则血归于肝",所以按时就寝、充足睡眠是最好的保肝良药,也算是预防"春困"最简单的办法。

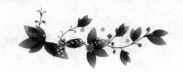

你拍二，我拍二，少酸略甜好滋味儿

中医养生学中这样说："春日宜省酸增甘，以养脾气。"这是因为春季易出现脾胃虚弱之症，故饮食最好少食酸辣，稍微偏甜较为合适，比如多吃山药、百合、木耳等。而中医认为，粥类饮食最养脾胃，如果平时感觉胃脘隐痛，食欲不太好，容易口干咽燥，甚至形体消瘦、舌红少苔，那么不妨吃些山药百合大枣粥。山药具有补脾和胃之功能；百合清热润燥；大枣、薏苡仁健脾和胃，诸物合用有滋阴养胃、清热润燥的作用。如果因心情不好而引发胃部不适，建议吃些木耳炒肉片。黑木耳益胃滋肾、调理中气，与猪瘦肉合用，可补益脾胃、调理中气。

你拍三，我拍三，三个部位别太单

春天虽然让人感觉温暖，但毕竟不是夏天，有三个地方不能着装太单薄。

第一个地方是脖颈。春季的温度早晚还是有些凉意的，这个时候不能忽视颈部保暖，这样可以有效预防颈椎病的发生。如果晨起或者夜晚的时候，暴露在外的颈部肌肉的血液循环会因为受寒而变得流动缓慢，可能导致局部发生肿胀，颈部肌肉损伤，引起颈椎病的发生。

第二个地方是肚脐。肚脐被中医称为"神阙"，这个穴位与人体十二经脉相连、五脏六腑相通，是心肾交通的"门户"。神阙为任脉所生，而任脉与督脉、冲脉同出胞中，为一源三歧，具有总领诸气血的作用。因此脐与诸经百脉相通，如果春寒侵袭这个地方会影响全身经络。

第三个地方是下肢。很多女性为了美，腿部会穿得相对单薄，但是健康问题也会逐渐显现！中医认为，"寒主收引"，"气为血之帅，血为气之母"。当人体气血不足受寒时，不能温润肢体、推动血脉，就容易发生下肢抽筋和疼痛，春季阳气萌发的时候需要呵护，这是需要注意的。

你拍四，我拍四，夜卧早起莫贪迟

《黄帝内经》提到了"春三月，夜卧早起"，意思是春天睡觉要晚一点，起床要早一点。因为春天充满了生发之气，白天变长，晚上变短，所以人应该顺应自然，活动的时间也要相应延长。不过值得注意的是，这里所说的夜卧，是相对于冬天来说，要睡得晚一点，但也要保证在十一点钟以前就进入熟睡状态。因为

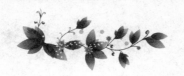

晚上 11 点至凌晨 3 点，这段时间是胆经及肝经运行的时间，前面我们说到了春季养肝是第一位的，所以这个时候更不能熬夜。

夜卧早起也提示大家不要睡懒觉。春天应肝木之气，肝气喜条达而恶抑郁，睡觉时间过长不利于肝气的升发，人就会觉得困倦。况且动则生阳，在一晚优质的睡眠过后，早上好好地舒展一下自己的身体，有助于阳气的提升、畅达，这样才会觉得精神爽利，精力充沛。

你拍五，我拍五，防风透气两不误

春季重在防风邪侵，风邪既可单独作为致病因素，也常与其他邪气兼夹为病。《黄帝内经》里说"风者，百病之长也"，就说明了在众多引起疾病的外感因素中，风邪是主要致病因素。春天防病，首当防风。"虚邪贼风，避之有时"。避之有时，是说对自然界能使人致病的风邪要及时躲避。比如过堂风，迅疾、猛烈，最易使人致病，故不宜在过堂风中久留，更不能在此处睡眠。

防风不是让大家关着窗子不透气。春季每天定时开窗通风两个小时左右，对于提高空气质量和灭菌防病会起到相当大的作用。时间最好安排在上午 9～11 点和下午 2～4 点。这一时间段内，室外气温和空气质量都处于最佳状态。晚间气温降低，而且室外空气污染较严重，不适宜开窗通风。

你拍六，我拍六，披发缓行气血流

《黄帝内经》中指出春季养生适宜："广步于庭，披发缓行。"我们很多女性朋友喜欢在春天里把自己的头发扎起来，显得阳光精神，特别是马尾辫，因清爽利落而成为很多女性偏爱的发型。但是你或许不知道，扎马尾辫常是头痛的诱因之一。

马尾辫造成头痛的原因，主要在于我们的头皮布满了神经和血管，相当敏感。一旦有不当的压迫、拉扯，都很容易造成血管收缩、神经反射，引起头痛。因此，马尾辫不宜长时间扎，一旦有了可放松的时机，应赶紧取下发箍，让头皮休息一下，试试"披发缓行"，这样有助于头部气血的顺畅。特别是头发过长、过多的女性，更不宜尝试这种发型，因发辫的重量较大，对头皮的伤害尤其严重。此外，春季里经常梳圆髻的女性，可能会遇到和马尾辫同样的问题，不宜盘得过紧或经常保持这一发型不变。

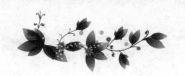

你拍七，我拍七，懒腰配合深呼吸

按照中医的养生保健理论，立春节气是从"秋冬养阴"过渡到"春夏养阳"的转折点。很多朋友都有这样的体会：在清晨刚醒来或工作劳累时，伸一伸懒腰会有说不出的惬意。其实，这是人体自我保健，特别是对肝脏保健的一种条件反射。人体困乏的时候，气血循环缓慢，这时若舒展四肢，伸腰展腹，全身肌肉用力，并配以深呼吸，有吐故纳新、行气活血、通畅经络关节、振奋精神的作用。伸懒腰后，血液循环加快，全身肢体关节、筋骨得到了活动，睡意皆无，这样也激发了肝脏机能，使肝脏得到"锻炼"，从而达到对肝脏的保健效果。

伸懒腰有一定的技术含量，伸懒腰时要使身体尽量舒展，四肢要伸直，全身肌肉都要用力。伸展时，尽量吸气；放松时，全身肌肉要松弛下来，尽量呼气，这样效果会更好。对老年人来讲，经常做这一动作，还可增加肌肉、韧带的弹性，延缓衰老。

你拍八，我拍八，捶背提肛阳气发

虽然说"春眠不觉晓"，但还是会有些人晚上睡不好，而这睡眠不好的原因基本上都是由于阳气没有养护好，比如阳虚怕冷，睡不着，还多梦。

那么如何在睡觉前养护我们体内的阳气呢？人体背部有丰富的脏腑腧穴，捶背可刺激背部皮肤、皮下组织的穴位，通过经络的传导，增强经络系统的功能，改善免疫机能，增强抗病能力；捶背还可舒筋活血，使肌肉放松，促进血液循环，加速背部皮肤新陈代谢。捶背手法要均匀，着力要有弹性，轻拍轻叩，每分钟 60～100 下，每日 1～2 次。不过，对有严重心脏病的患者，捶背须谨慎。

还有一个方法是"提肛"，可固精益肾、提振阳气。其具体做法是：平躺床上，两手并贴大腿外侧，两眼微闭，全身放松，以鼻吸气，缓慢匀和，吸气的同时用意提起肛门，包括会阴部，肛门紧闭，小肚及腹部稍用力同时向上收缩；稍停 2～5 秒钟，放松，缓缓呼气，呼气时腹部和肛门慢慢放松。这样一紧一松，做 9 次。一般若能坚持提肛一年以上，即可见效。

你拍九，我拍九，踏春登高吼一吼

中医认为"肝藏血，开窍于目"，在气温逐渐回升的春天里，人们非常容易肝

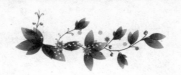

火旺盛，同时眼睛可能受牵连，出现各类不适。肝是明目的源泉，如果肝火旺盛，则可能灼煎津液，导致眼干发痒，热灼不适。这个时候不妨出去踏青，满眼的绿色本身就是一种眼睛的天然养护色，而且在暖风微拂的初春，正是放风筝的好时节。放风筝时极目远眺风筝的千姿百态，能调节眼部肌肉和神经，消除眼睛疲劳，达到保护和增强视力的目的，对防治近视眼、老花眼、视神经萎缩极为有利。在春光明媚的春天里和空气清新的草坪上放风筝，还可以吐故纳新，促进血液循环，清心肝之火，散内结郁热，也有助于肝脏和眼睛的保养。

踏青少不了登高，这个时候不妨吼一吼，试试像老虎一样的咆哮几声！虎啸时，注意要仰面朝天，双臂上举，人放松，使足力气放声，声音由低至高，尽量延长尾声，以利吐净秽气。虎啸即长啸，是我国古代推崇的健身方法，在民间又称为"喊山"，虎啸属于自然疗法的一种，坚持虎啸有利于吐故纳新；很多人长啸之后，会感到神清气爽，心旷神怡。虎啸要做到"三因制宜"：因地制宜，最好选择在自然环境中，远离尘嚣，一来呼吸自然的新鲜空气，二来避免打扰周围邻居；因时制宜，最好选择在晴朗的早上或傍晚，避免习练时吸入污秽；因人制宜，虎啸会使胸外的压力增高，易引起心脏循环压力增大，患有高血压、心肌梗死、冠心病等病的老人家最好在中医师的指导下练习。

你拍十，我拍十，听听音乐调情志

中医认为"肝主疏泄"，功能正常的肝有助于脾胃的消化吸收，但若因情志不畅，肝的疏泄功能会失调，脾胃的运化功能就出现障碍，导致脾胃疾病的发生，称为"肝脾不调"和"肝气犯胃"。对于情志疾病的治疗，大家要学会"音乐疗法"。

春季，五音为角调，对应五脏是肝。时逢春风和暖、阳光明媚之际，患有眩晕耳鸣、肢体麻木、情志抑郁之人，听一曲积极向上的阳韵音乐，如《喜洋洋》《步步高》等，可补益肝肾、散寒解郁；春季也有雨冷风急、春寒料峭之时，患有头昏脑涨、烦躁易怒、失眠多梦之人，可听悲情伤感的阴韵音乐，如《二泉映月》等，有倾泻肝火、平肝潜阳的功效。临床研究发现，肝阳上亢类型高血压病人容易发怒，给予有商调式或悲伤色彩较浓的音乐聆听，有制约愤怒和稳定血压的良好作用，所以春季养生调畅情志，大家不妨来点音乐吧！

天有四时五行，以生长化收藏，以生寒暑湿燥风。

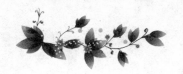

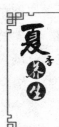

夏三月，此为蕃秀。天地气交，万物华实，夜卧早起，无厌于日，使志勿怒，使华英成秀，使气得泄，若所爱在外，此夏气之应，养长之道也；逆之则伤心，秋为痎疟，奉收者少，冬至重病。

——《素问·四气调神大论》

夏季养生拍手歌

你拍一，我拍一，夏季养心排第一

中医认为"夏气与心气相通"，立夏以后的养生应以养心为重。夏季要清淡饮食，五行养生对应养心，可适量多吃苦味类蔬菜，如苦瓜等。因为苦味入心，苦味食物具有除燥祛湿、清凉解暑、清心明目、促进食欲等作用。不过，苦味食物大都寒凉，体质较虚弱者不宜食用。

立夏养心还要注意要早睡早起，注意养阳，才能较好地保护心血管，尤其要避免大汗淋漓，因为汗液过多流失，会导致人体电解质紊乱，伤及体内阳气。但是，不运动也不利于心脏健康，怎么办呢？立夏之后最凉爽的时间段要数清晨了，大家不妨清早在住所附近的树荫花间处散散步，即使是在自己家的阳台上散散步走动走动，也能起到颐养心神的效果。

你拍二，我拍二，健脾除湿莲子伴儿

湿邪是夏天的一大邪气，加上夏日脾胃功能低下，人们经常感觉胃口不好，容易腹泻，出现舌苔白腻等症状，所以应常服健脾利湿之物。一般多选择健脾芳香化湿及淡渗利湿之品，如藿香、莲子、佩兰等。尤其是莲子汤，明清以来，入伏之后最盛行吃莲子汤。据《帝京岁时纪胜》载："六月盛暑，食饮最喜清新。京师莲食者二：内河者嫩而鲜，宜承露，食之益寿；外河者坚而实，宜干用。"

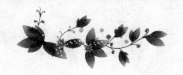

夏季大家可以尝试多吃些银耳莲子汤。先准备银耳、莲子、冰糖和红枣适量，将银耳及莲子以温水浸泡开后，除去根部杂质；红枣洗净，撕开去核备用。食材放入砂锅中，加入 1 000 毫升水，大火烧开后转小火。煮约 20 分钟后，加入冰糖调味即可出锅。

你拍三，我拍三，清热消暑翠衣餐

夏日气温高，暑热邪盛，人体心火较旺，因此常用些具有清热解毒清心火作用的食物，如西瓜翠衣。西瓜翠衣是西瓜瓤和西瓜皮之间的部分，凉拌、炒菜都是食疗美味。中医认为西瓜翠衣性味甘凉，煎饮代茶，可治暑热烦渴、水肿、口舌生疮、中暑和秋冬因气候干燥引起的咽喉干痛、烦咳不止等疾病。

2～3 人份的西瓜翠衣汤需要 300 克西瓜翠衣，取冰糖适量和水。吃完西瓜红瓤后，用刀削去最外面的青皮和内部残留的红瓤，中间浅绿色的部分就是西瓜翠衣，将其切块备用。水烧开后，放切好的西瓜翠衣、少许冰糖入锅，继续煮开 5 分钟后即可。

三伏天，湿重困脾后，会有食欲不振的感觉，爽口的西瓜翠衣有清热解暑除烦的功效，还可愉悦心情、改善情绪，能激发食欲，其利小便的食疗功效还适合有水肿或肾病的人群食用。西瓜翠衣本身热量不高，清淡爽口，可以降血脂，对血糖也有一定的益处。

你拍四，我拍四，冬病此时要夏治

冬病夏治是我国传统中医药疗法中的特色疗法，是中医学"天人合一"的整体观和"未病先防"的疾病预防观的具体运用。由于虚寒性疾病常常是在冬季发作或加重，而在夏季缓解或消失，如果在夏季能够在此类疾病相对缓解的时候给予治疗或预防，有利于减少或减轻冬季的病症，这正是中医"既发之时治其标，未发之时治其本"之治病原则的体现。常用的治疗方法包括穴位贴敷、针刺、艾灸、埋线、刮痧、拔罐、药物内服等。

"冬病夏治"不是人人适宜，在选择"冬病夏治"之前，要先确定自己不是属于疾病状态和急性发作期。如果是急性发作期，最好让医生根据病情和体质辨证施治。例如，正在发热、咳喘甚至发生肺炎的患者，如果在三伏天贴敷性温热

"春夏养阳"，夏季养生：养心、养神、养阳。

87

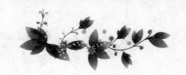

的药材,反而会使体内的热邪更加旺盛,入冬后,病情也可能比之前加重。"冬病夏治"通常适用于虚寒性疾病,或体质偏寒、阳虚、气虚的人。因此,贴敷药膏前最好先请专业医生判断,以免使用不当反而可能加重病情甚至引发其他疾病。

你拍五,我拍五,调养肺肾补一补

夏天心火旺而肺金、肾水虚衰,要注意补养肺肾之阴。可选用枸杞子、生地、百合、桑葚,以及酸收肺气药如五味子等,可防出汗太过,耗伤津气。这个时候可以试试炒盘枸杞肉丝来进行食补。

枸杞肉丝的原料:枸杞子50克,瘦猪肉400克,熟青笋100克,料酒、酱油、猪油、麻油、白砂糖、味精、精盐各适量。具体做法是:将枸杞子清洗干净待用;猪肉去除筋膜,切成丝;熟青笋切成同样长的细丝。将炒锅烧热,放入猪油,将肉丝、笋丝同时下锅,烹入料酒,加入白砂糖、酱油、味精、精盐搅拌均匀,放入枸杞颠炒几下,淋上麻油拌匀,起锅即成。

枸杞肉丝适用于夏季阴血亏虚所致的形瘦体弱、神疲乏力、腰膝酸软、阳痿不举、心悸心慌、头目眩晕、视物模糊、视力减退、失眠健忘,以及贫血、性功能低下、神经衰弱等。

你拍六,我拍六,运动锻炼要适度

夏季运动量不宜过大、过于剧烈,应以运动后少许出汗为宜,以免运动量过大、出汗过多而损伤心阴。中医健身五禽戏,可谓夏季最佳的运动。

五禽戏是中国民间广为流传的健身方法之一,在炎热的夏季,练习五禽戏有很好的养生保健效果。读者朋友可以找专业人士学习,江苏很多三甲医院都有护理人员传授五禽戏。这里简要为大家介绍五禽戏的主要功效。

练熊戏调理脾胃。夏季天气炎热,不少人出现食滞、消化不良、食欲不振等症状,这时不妨练练五禽戏中的熊戏。习练熊戏有健脾胃、助消化、消食滞、活关节等功效。

练虎戏缓解腰背痛。天热的时候人体耗能较多,加上工作量较大,容易引起腰背疼痛的症状。此外,长时间吹空调容易使我们总督一身之阳经、调节阳

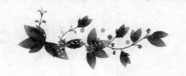

经气血作用的"阳脉之海"——督脉受到寒气的侵袭,不利于腰背部的健康。练虎戏能增强华佗挟脊穴和督脉的功能,缓解颈肩背痛、坐骨神经痛、腰痛等症状。

练鹿戏缩减腰围。习练五禽戏的鹿戏是个不错的缩减腰围的好方法,因为鹿戏主要是针对肾脏的保健来设计的,它的各个动作都是围绕腰部来做运动,在练习的过程中,自然而然地使腰部的脂肪大量消耗,并重新分配,有益于缩减腰围,保持苗条身材。

练猿戏增强心肺功能。习惯于乘坐电梯的上班族如果爬几层楼梯,不少人都会累得气喘吁吁,在夏季尤其如此。这其实是在提醒你:你的心肺功能需要加强了。猿戏中的猿提动作遵循"提吸落呼"的呼吸方式,身体上提时吸气,放松回落时呼气。上提时吸气缩胸,全身团紧;下落时放松呼气,舒展胸廓,这组动作有助于增强心肺功能,缓解气短、气喘等症状。

练鹤戏预防关节炎。关节炎是冬季的常见多发病,但是炎炎夏日里,医院的骨伤科也会遇到不少肩周炎、关节炎患者因犯病而求医。主要原因就是这些患者使用空调不当,或者长时间吹电扇,导致关节疾病的发作。练鸟戏时,动作轻翔舒展,可调达气血,疏通经络,祛风散寒,活动筋骨关节,预防夏季关节炎的发生,而且还能增强机体免疫力。

你拍七,我拍七,室内温度别太低

中医认为,风为百病之长,风邪是自然界最容易致人生病的因素之一。空调温度过低容易产生风寒之邪,尤其是喜欢对着空调吹的人,更容易被风寒之邪侵扰。因为人体的后脑部位分布着丰富的神经和毛细血管,从中医的角度来说,脑后还有着两大重要穴位:风府和风池。风府穴位于脑后发际正中直上3厘米处,是头部最薄弱的地方之一。风寒之邪从这里经过,人体会出现头痛、恶寒、咽喉肿痛、颈脖僵直等症状,严重的可引起中风。

还有,我们的肩膀在夏季也通常裸露在外,肩上的两个肩井穴一旦被风寒之邪侵袭,容易诱发肩周炎等疾患。

所以在夏季最好让空调保持在26℃左右,以免过冷伤身。

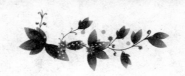

你拍八，我拍八，洗澡莫忘把穴擦

夏季洗澡的频率会相应增多，这个时候不妨顺便摩擦一些穴位区域，对夏季保健也有很多益处。

教给大家一个夏季洗澡洗头的时候用手指梳头的保健法——"拿五经"。用五指分别擦揉头部中间的督脉，两旁的膀胱经、胆经。中医认为，头为"诸阳之会"，梳头"拿五经"可刺激头部穴位，起到疏通经络、调节神经功能、改善血液循环、促进新陈代谢的作用。经常梳头，可使人的面容红润，精神焕发，还能防治失眠、眩晕、心悸、中风等，但是请注意高血压患者慎用。

夏季我们的腰部容易受凉，肾阳会被寒气所伤，洗澡的时候可以试试用我们的双手摩擦肾俞穴的部位。肾俞穴位于人体的腰部，当第二腰椎棘突下，左右两指宽处。两手摩擦双肾俞穴，每次 10～15 分钟。洗完澡后不要立刻进入空调间，还可以把双掌摩擦至热后，将掌心贴于肾俞穴，如此反复 3～5 分钟。揉擦肾俞穴对治疗夏季腰膝酸软和性冷淡也有一定的效果。

你拍九，我拍九，防暑中药你要有

夏季很多人喜欢外出游玩，但是如果防护不当，难免出现中暑症状，这个时候便于随身携带的防暑中成药就显得很重要了。目前，市场上比较"主流"的防暑药主要有人丹、藿香正气系列（水、丸、胶囊）、十滴水等。然而防暑中成药各有适应证，你知道吗？

中暑头晕用人丹。人丹具有清热解暑、避秽止呕的功效，主要用于因高温引起的头痛、头晕、恶心、腹痛、水土不服等病症。中暑的人体温会升高，暑邪伤津耗气，所以人们会感到口渴、乏力，还会有头昏、注意力不集中、动作不协调等症状。这种情况多见于在持续高温天气下进行长时间户外活动的人，用人丹有效。需要注意的是：在服用人丹期间，不宜同时服用滋补性中药，儿童、孕妇、年老体虚以及冠心病、糖尿病等慢性病患者应该在医生的指导下用药。

脾胃不适服藿香。夏季气温高，湿度大，在人们疲劳体虚时，暑湿容易侵犯人体脾胃，影响脾胃的消化运转功能，人们常常会感到头痛胸闷、浑身酸沉、胃口不好，甚至上吐下泻。藿香正气家族具有解表化湿、理气和中的作用，主要用

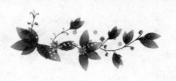

来治疗暑湿所致的中暑、感冒和肠胃疾病等。由于藿香正气水药效较强,小儿和年老体虚者应在医生指导下服用。还需注意的是,酒精过敏者及驾驶员应慎用藿香正气水,可选择藿香正气的其他剂型。

中暑腹痛十滴水。十滴水是由大黄、辣椒、小茴香、樟脑、薄荷油、桂皮、干姜等经加工提取而成,具有健脾祛风清凉等功效。对于中暑所致的头晕、恶心、腹痛、胃肠不适等有良效,故名"救急十滴水"。近几年来临床应用发现,十滴水外用还可治疗痱子。

你拍十,我拍十,生姜佐餐要科学

俗话说,"冬吃萝卜夏吃姜,不劳医生开药方",从中医养生角度来说,只要你懂得生姜的科学吃法,便能在夏季发挥它的保健养生效果。

"冬吃萝卜夏吃姜"的保健民谚大家都熟悉,但是很少人知道为什么"夏吃姜"?我们先从《黄帝内经》中的一段话说起:"夏三月,此为蕃秀,天地气交,万物华实……使气得泄,若所爱在外。"这句话的意思是,夏天草木茂盛,此时人体的阳气跟大自然的花草树木一样,由内而外的散发到体表。所以《伤寒论》中又有"五月之时,阳气在表,胃中虚冷"的说法。现在更是如此,夏天天气炎热,不少人为贪图凉快,都喜欢吹空调、吃冷饮,所以很容易导致"胃中虚冷",进而出现腹泻、拉肚子等症状。而生姜既可以升阳助阳,又具有温中祛寒的功效,夏季适量吃点生姜能够顺应夏季阳气的升发,温胃散寒,符合《黄帝内经》所讲的"春夏养阳"的理论。

民间还有"夜不食姜"的说法,因为一日之晨都是人体阳气开始生发的时候,这时候吃姜利用的是其升阳助阳的作用,使人活力旺盛,精力充沛。一些长寿老人早上都有嚼食生姜的习惯。而晚上是阳气收藏的时候,这个时候吃生姜就不合适了。但是这要辩证地看,比方说晚上吹空调受凉了,煮碗姜粥喝下也有驱寒效果。

需要指出的是,由于生姜性味温热辛辣,对于阴虚内热、内火偏盛之人应忌食生姜;患有目疾、痈疮、痔疮、肝炎、糖尿病及干燥综合征者不宜食用。孕妇最好忌食。生姜作为配菜也忌食用过多,否则易生热损阴,出现口干、喉痛、便秘等症。

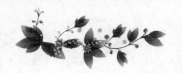

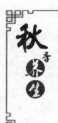秋三月，此谓容平。天气以急，地气以明，早卧早起，与鸡俱兴，使志安宁，以缓秋刑，收敛神气，使秋气平，无外其志，使肺气清，此秋气之应，养收之道也；逆之则伤肺，冬为飧泄，奉藏者少。

——《素问·四气调神大论》

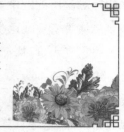

秋季养生拍手歌

你拍一，我拍一，秋季养肺排第一

中医认为，肺与秋季相应，秋令主肃杀，而秋季肺气旺，秋季既是养肺之际，又是伤肺之时。中医认为，秋季易生燥邪，而肺燥更容易出现，所以平时吃一些润肺养肺的食物，对于预防呼吸系统疾病以及强身健体都有好处。白色食物大都与肺对应，比如晚上做饭的时候，可以选择时令蔬菜——藕，因为秋天干燥，莲藕正是收获的季节，更是润燥佳品之一。鲜藕中含有丰富的钙、磷、铁及各种维生素，膳食纤维含量高。

老百姓常说"萝卜白菜保平安"，这个季节白萝卜更是少不了！白萝卜能消食、健脾和顺气，做个白萝卜炖排骨汤，好吃又养肺。另外，莲子百合银耳羹也是不错的选择。百合有养心安神、润肺止咳的功效；莲子则可以补脾止泻、益肾固精；而银耳富含天然植物性胶质，加上它的滋阴作用，长期服用可以润肤。

你拍二，我拍二，预防腹泻吃蒜瓣

秋凉时节不少人因为保暖以及饮食不洁等问题容易出现腹泻，这个时候不妨每顿吃点蒜瓣来预防。蒜瓣中含蒜氨酸和蒜酶，在胃中可生成一种辛辣含硫的挥发性植物杀菌素——大蒜素，它对葡萄球菌、伤寒杆菌、大肠杆菌等均有杀灭或抑制作用。经常食用大蒜，对肠道有害菌能起到抑制和杀灭作用。每天生食1～2头大蒜，能起到预防肠道传染病的作用，防止腹泻的发生。

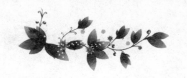

但是大蒜不宜多吃，尤其是生蒜，因为过量吃大蒜会使胃受到强烈刺激而引起急性胃炎，出现腹痛等不适，这对于腹泻患者来说，无异于雪上加霜。

你拍三，我拍三，少把海鲜入三餐

秋季是海鲜大量上市的季节，很多爱吃海鲜的朋友恨不得一日三餐顿顿吃海鲜才过瘾。但是需要提醒大家的是，秋季的时候，过敏性鼻炎、气管炎和哮喘等疾病容易复发，在饮食上应注意尽量少吃海鲜。

海鲜中含有的过量组织胺会造成人身体不适，少数人因天生缺少分解组织胺的酵素，吃了现捞的海鲜，就会引起过敏，甚至诱发哮喘。此外，中医认为，海鲜大多性凉，秋季温度又较低，不宜多吃，以免脾胃受凉，诱发胃溃疡。

你拍四，我拍四，颐神养性练练字

到了秋季，草木逐渐枯黄，不少人会有一种悲秋的心理，这个时候不妨练练书法颐神养性。书法与中医养生有很大的渊源。现实生活中不难发现，书法家多长寿，如唐代书法家颜真卿、柳公权，当代的郭沫若、张大千等。练习书法时，需要指实、掌虚、腕平，体现了形神共养的统一性，与《黄帝内经》的养生理念"恬淡虚无，真气从之，精神内守，病安从来"不谋而合。此外，提笔时手指、腕关节等随着笔画顺序富有节律地运动，可调节手臂的肌肉和神经，并带动身体其他部位舒缓地活动起来，达到"摇筋骨、动肢节"的效果。

当然，练字作画时要注意调身（姿势）、调息（呼吸）、调心（意念），排除外界干扰，享受这一过程，真正乐在其中。

你拍五，我拍五，水果试着煮一煮

夏季大家都喜欢生吃水果，到了秋季不妨把水果煮着吃试试。秋凉时节，保暖防寒不到位就会诱发宝宝的腹泻。这里向有宝宝的家长们推荐一款苹果汤，助您一臂之力。制作过程非常简单：把新鲜的苹果切成丁，放入小锅内，加少量沸水，用文火煮六七分钟，待汤汁微黄后，直接装进奶瓶中放温，就可以给宝宝饮用。苹果汤酸甜可口，多数孩子都很爱喝，一天可以让孩子喝几次。

需要提醒的是，这款食疗方只适于生理性腹泻或普通肠道不适，对病毒性或细菌性腹泻不作为治疗首选，只可作为辅助治疗。

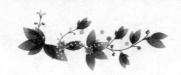

你拍六，我拍六，喝茶之前嗅一嗅

秋季昼夜温差较大，稍有不慎容易感冒。这个时候喜欢喝茶的朋友不妨在喝茶之前先用鼻子嗅一嗅，为什么呢？

热茶的水蒸汽经过鼻腔黏膜吸入呼吸道，会刺激"沿途"的毛细血管扩张，缓解鼻塞、咽喉肿痛的症状，也起到一种湿润的作用，对于鼻腔干燥、干咳的感冒患者的确有辅助治疗的效果，加上绿茶本身有清热消炎的作用，所以热绿茶的水蒸气闻闻效果会更好。

你拍七，我拍七，闲暇投掷纸飞机

秋季是很多上班族一年之中比较繁忙的时候。很多上班族每天面对着干不完的工作，常常是只有招架之功，而无放松之闲。虽然去健身房或者旅游是不错的放松选择，但是繁忙的工作和生活总是让白领们无奈。其实，秋季上班族的健身方法可以很简单，而且省时省钱省时间，比如玩玩童年游戏——掷纸飞机。

玩过纸飞机的朋友都知道，它是航空类折纸手工中的最常见形式，航空类折纸手工属于折纸手工的一个分支。由于它是最容易掌握的一种折纸类型，所以深受初学者乃至高手的喜爱。最简单的纸飞机折叠方法只需要 6 步就可以完成。在投掷纸飞机的过程中，你的肩部肌肉能够得到充分舒展，进而能有效预防肩周炎的发生。

你拍八，我拍八，滋阴穴位勤揉擦

秋季的人体像秋季一些干枯的树木一样，如果不注意滋阴降火，容易出现上火的症状。除了多饮水、戒烟酒、膳食调理、规律作息以外，揉擦两个滋阴的穴位也有助于降火。

第一个是照海穴。照海穴位于足内侧，内踝下方凹陷处。照，意为照射；海，象征大水。"照海"，顾名思义，指肾经的经水在此大量蒸发，具有吸热的作用。按压此穴能缓解咽喉干燥、目赤、失眠等由于阴虚火旺引起的症状。按压时，感到酸、麻、胀就可以了。按压时间不宜太长，5～10分钟即可。

第二个是涌泉穴。脚掌前部 1/3 处（不算脚趾）、脚缘两侧连线处就是此穴。《黄帝内经》中提到"肾出于涌泉，涌泉者足心"，就是说肾经之气犹如源泉

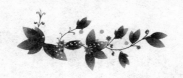

之水，涌出灌溉周身四肢各处。这个穴位对于滋阴降火很有意义，可以缓解上火引起的口干、眩晕、焦躁等。方法是将拇指放在穴位上，用较强的力气揉20～30次，晨起和睡前按摩效果较好。

你拍九，我拍九，圆规运动扭一扭

秋季里，对于很多上了年纪，胳膊、腿可能变得不太灵活的老年人而言，除了适当补充钙，也可以通过科学的锻炼方法强化关节功能。教您一套"圆规运动"法，从头到脚，各部位关节都能得到锻炼，强健身体。

仙鹤点水强颈椎。颈椎及椎间盘发生退变，可能引发颈椎间盘突出、骨质增生和韧带增生等问题，平时不妨试试"仙鹤点水功"。肩膀以下保持不动，用下颌带动颈部、身体的正前方，由上往下画圆。每组做24或36下，每天可做数组。对颈椎病、落枕等能起到一定缓解作用。练习时不要太快，一般78秒画一个圆，越慢越完整越好。如果感到不适或头晕，很可能有颈椎病，严重的要及时就诊。

空转呼啦圈健腰椎。老人经常腰背酸痛，有的弯下腰就很难直起来，可以尝试"空转呼啦圈"法。站直，两脚分开与肩同宽，双手叉腰或举过头顶握住，上半身挺直，腿、膝也要伸直。先将腰向左侧顶出，然后依次向前、右、后顺时针转圈，想象腰部有一只呼啦圈。整个过程要慢，双肩动作不要太大，转30圈之后，再逆时针转30圈。动作要连贯，呼吸自然。这样的运动不但有利于保持腰椎关节的灵活性，还可以促进胃肠蠕动与消化液的分泌，缓解便秘、消化不良。

转腿运动益下肢。随着骨质疏松、下肢肌力萎缩、关节活动受限等问题出现，身体的平衡性、协调性和承载力都会下降，老人稍不留神很容易跌倒，发生意外。平时可多做划腿运动：手扶椅背或者牢固的树干，右腿固定，左腿抬起一定角度（以身体能保持平衡为宜）在空中画圈。做完还原，稍稍休息，换腿做，早晚各56次。这有利于下肢肌肉与关节的保健，促进下肢气血运行。

你拍十，我拍十，早睡早起别太迟

中医认为，人体的生理活动要适应自然界阴阳的变化，"秋冬养阴"，所以秋季必须注意保养内守之阴气，凡起居、饮食、精神、运动等方面调摄都不能离开"养收"的原则。《黄帝内经》中说："秋三月，此谓容平。天气以急，地气以明，早卧早起，与鸡俱兴。"早卧，以顺应阴精的收藏，以养收气；早起，以顺应阳气的舒长，使肺气得以舒展。

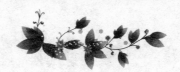

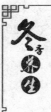 冬三月，此为闭藏。水冰地坼，勿扰乎阳，早卧晚起，必待日光，使志若伏若匿，若有私意，若已有得，去寒就温，无泄皮肤，使气极夺。此冬气之应，养藏之道也；逆之则伤肾，春为痿厥，奉生者少。

——《素问·四气调神大论》

冬季养生拍手歌

你拍一，我拍一，冬季养肾排第一

四季之气，"冬应肾"。肾为先天之本，肾气不足则阳气虚弱。肾阳虚容易引起腰膝冷痛、夜尿频多等症状，且肾阳虚达到一定程度会伤及肾阴，头晕耳鸣、手足心发热、盗汗等症状也伴随而来。所以，冬季养肾十分重要。

以下两个方法不妨一试：

① 按摩腰部：将手掌搓热，放在腰部，上下搓擦直至局部发热。早晚各按摩一次，每次10分钟，护肾之余还可快速缓解腰部疲劳。

② 勤拉耳垂："肾开窍于耳"。肾气足，听觉就敏锐；肾气虚，听力就会受到影响。平时上班的时候拉拉耳垂，工作、补肾两不误。

你拍二，我拍二，煲汤加点胡椒面

胡椒味辛辣芳香，性热，可除寒气、消积食。其中，黑胡椒入里，味重，调味效果更好；白胡椒走表，辛散的作用更好，故辛温解表的药用价值更高。

食用胡椒时，一般要借热力，即用在热菜里更能充分发挥它的作用。冬季喜欢煲汤的朋友们不妨在汤里加点胡椒面儿。但是，出现咽干嗓痛、眼干等上火症状时要暂时停食胡椒，否则会加剧上火。

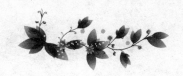

你拍三，我拍三，三大食材入三餐

冬天里要多吃三种食材，分别是大白菜、胡萝卜缨和葱白。

冬季寒冷干燥，不少上班族到了单位之后，关在开着暖气的房间里，皮肤水分流失更快，此时多吃些大白菜可以护肤养颜。

冬季日照时间减短，会影响人体维生素 D 的形成，加之无机盐随尿液排出，人体往往容易缺乏钾、钙、钠、铁等元素，尤其是老年人，需要注意补钙。胡萝卜缨是含钙量极高的蔬菜，每 100 克胡萝卜缨的含钙量是 350 毫克，非常适合缺钙的人群。把它做成干菜或新鲜食用皆可。

在寒冷的冬季适当吃些益气通阳的食物，有助于预防和辅助治疗风寒感冒。大葱具有很好的通阳功效，尤其是葱白。风寒感冒的很多经典食疗方都用到葱白，如葱豉汤的主要成分就是它。需要提醒大家的是，一般人群均可食用大葱，但患有胃肠道疾病，特别是胃肠道溃疡的人不宜多食。

你拍四，我拍四，睡前做好两件事

冬季睡觉前用双手手指按摩头皮，长期坚持可疏通头部气血，消除大脑疲劳，有助睡眠，同时还可促进发根营养吸收，保护头发，减少脱发。

冬季想要暖暖地睡个好觉，一个简便有效的方法就是泡脚。脚堪称人的"第二心脏"，五脏六腑在脚部都有对应的反射区，其保健养生的意义不言而喻。由于脚离人体心脏最远，不容易得到养分与血液，所以很多女性和阳虚体质者冬季总是手脚冰凉。建议这类人群每天睡觉前用 40～50 ℃的温水泡脚，并揉搓脚心和各个脚趾，刺激脚部血液循环，促进周身的新陈代谢，对养生大有裨益。

97

你拍五，我拍五，中药膏方补一补

冬令进补，以食补和药补为主。其中药补尤以膏方为首选。膏方是经药物浓煎后掺入蜂蜜、阿胶等辅料，制成的一种稠厚状半流质或冻状剂型，其特点是根据人的不同体质、不同临床表现，确立不同的处方。

膏方具有缓慢的调补作用，尤其符合体弱者及康复期患者的调理原则。对于很多慢性病患者，膏方可以有效调节人体免疫功能，在巩固疾病的治疗效果和减少反复发作方面独具优势，所以说膏方充分体现了中医药治未病的价值。

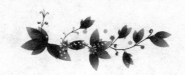

你拍六，我拍六，记得开窗把风透

冬季由于寒冷，很多人习惯一直紧闭门窗，这其实是非常错误的。如何合理选择通风时间呢？在工业比较集中的城市，一天中的两个污染高峰一般出现在日出和傍晚时分，此时不宜开窗通风。空气相对清洁的两个时段分别是上午10时和下午3时前后，可根据情况酌情开窗。以100平方米的建筑空间为例，在无风、室内外温差为20 ℃的情况下，十几分钟就可以完成室内外空气交换一遍；若室内外温差小，交换时间则要相应延长。

冬季每天开窗换气应不少于两次，每次不少于15分钟。不过，重污染的雾霾天尽量不要开窗，并减少室外活动。如果外出，则一定要戴口罩，做好防护。

你拍七，我拍七，上薄下厚护三区

冬季穿衣可遵循上薄下厚的原则，一般情况下，只要下半身暖和，上半身就不会感到太冷。人体的头部、胸部和脚部最容易受寒邪侵袭，因此冬季尤其要注意这三个部位的保暖。

头部受到寒冷刺激时血管收缩，很容易引起头痛头晕，甚至诱发脑卒中等脑血管病的急性发作。因此，老年人和孩子在冬天外出一定要戴帽子。

有些人冬季依然喜欢穿V字领衣服，颈部裸露在外，殊不知，寒邪易顺着口、鼻、咽喉、气管而侵袭肺部，引起咳嗽、感冒、气管炎、肺炎等疾病。所以，冬季最好穿高领衣服，外出时围上围巾。

脚部着凉则全身健康都会受到影响。选择保暖性能好、尺寸稍大一些的柔软鞋袜，并保持鞋袜干燥，有助保持脚部保暖。女士若穿高筒皮靴，要注意靴筒不宜过紧，鞋跟不宜过高。

你拍八，我拍八，轻轻松松把筋拉

冬季人们穿得比较多，肢体缺乏舒展，适当加强"拉筋"锻炼，有利于提高身体的平衡力，防止摔伤和崴脚。"拉筋"锻炼对场地的要求不高，下面为大家推荐一个比较简单的锻炼方法——《易筋经》第三势"掌托天门"。

做法：两脚开立，与肩同宽，足跟提起，同时双手上举高过头顶，掌心向上，两中指指尖相距3厘米。然后沉肩曲肘，仰头看掌背，同时舌舐上腭，鼻息调

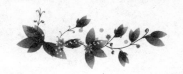

匀。吸气时两手尽量上托，两腿用力下蹬；呼气时全身放松，两掌向前下翻。收势时两掌变拳，缓缓收至腰部，拳心向上，脚跟着地。反复练习8～20次。

　　需要注意的是：有高血压、心脏病、骨质疏松症、长期体弱者、大病初愈者，练习时不要勉强，可控制幅度、循序渐进，以免适得其反。

你拍九，我拍九，养生黄酒呷几口

　　黄酒源自中国，除了作为饮品，更被视为一种养生保健俱佳的良药。李时珍在《本草纲目》中记载"诸酒醇醨不同，惟米酒入药用"。这里的米酒即黄酒，是作为一种中药的药剂辅料来使用。黄酒可由糯米、粳米、黍米为原料酿造，是一种酒精含量为14%～20%的低度酒。在酿造过程中，黄酒保持了粮食原料中的多种营养成分，产生的糖化胶质十分有益于人体健康。

　　黄酒性温，凉喝有消食化积之效，温喝更具驱寒祛湿之力，尤其适合冬季饮用。食用前隔水均匀加温，加热时间不宜过久，否则影响其保健功效，通常黄酒的最佳品尝温度是38 ℃左右。

你拍十，我拍十，早睡晚起要守时

　　"春三月，夜卧早起。夏三月，夜卧早起。秋三月，早卧早起。冬三月，早卧晚起，必待日光。"这是《黄帝内经》对一年四季起居规律的总结。中医的养生理念强调"天人合一"，"顺应自然"。冬天寒气为主，是大自然阳气消减、阴气较旺的时节，冬季"早卧晚起"有助减少人体能量的耗散，以保养阳气。不过，晚起并非提倡睡懒觉。早晨太阳出来后半小时左右，外界寒气渐退、稍有暖意之时就可以起床了。此时宜适当运动、晒晒太阳，帮助提升体内的阳气，一天的精力都会更充沛。

第七章
阳台上的养生中药

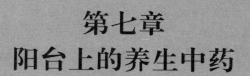

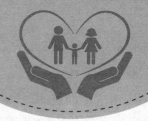

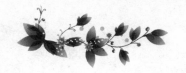

神奇的护肝鲜草——垂盆草

扫描可见高清彩图

中药与故事

多年前，一位先生得了丙肝，到医院求诊。医生给他开了一个月的中药、西药，大约需要 8000 元钱，他说这药太贵了，不知道有没有其他好的方法能治疗他这个病。笔者建议他用垂盆草试试。垂盆草又叫"掐不死"，插入菜地和盆里，掐来用后又能长出来。每天采约半斤左右，可煮水喝，亦可凉拌食用，还

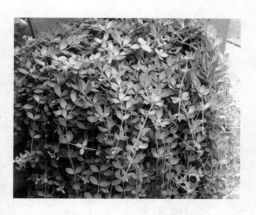

可如韭菜、菜秧等直接炒食。食用一个月后查肝功能，如肝功能好转，可长期食用。

半年后，这位先生找到我，他说按此方法吃垂盆草后，肝功能竟全部正常，B超显示肝脏也转正常。他十分感激，说自从食用垂盆草后，不但肝功能化验正常了，就连多年的便秘、口臭、口腔溃疡也都没有了。现在他们村里的人均视其为神草，每家都在菜地里种植一小块。

来源

该品为景天科植物垂盆草的新鲜或干燥全草。夏、秋两季采收，除去杂质。鲜用或干燥。

性味归经

性凉，味甘、凉；归肝、胆、小肠经。

功能主治

清利湿热，凉血解毒。用于湿热黄疸，小便不利，痈肿疮疡，急、慢性肝炎。降低谷丙转氨酶。用于急性肝炎、迁延性肝炎、慢性肝炎的活动期。

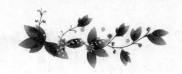

用 量

鲜品 250 克,干品 30～60 克。

食用药用

药理研究表明垂盆草苷对四氯化碳性肝损伤有明显保护作用,可使肝细胞内糖原和葡萄糖－6－磷酸酶、乳酸脱氢酶含量增加,琥珀酸脱氢酶和 ATP 酶活性增强。

1. 治肝炎

① 急性黄疸型肝炎:垂盆草 30 克,茵陈蒿 30 克,板蓝根 15 克。水煎服。

② 急性黄疸型或无黄疸型肝炎:鲜垂盆草 60～125 克,鲜旱莲草 125 克。煎煮成 200～300 毫升,每次口服 100～150 毫升,每日 2 次,一疗程 15～30 天。

③ 慢性迁延型肝炎:鲜垂盆草 30 克,紫金牛 9 克。水煎去渣,加食糖适量,分 2 次服。

④ 慢性肝炎:垂盆草 30 克,当归 9 克,红枣 10 枚。水煎服,每日 1 剂。

2. 治水火烫伤

可用新鲜垂盆草洗净捣汁外涂,适合轻微烫伤。

3. 治痈肿初起

除煎汤内服外,同时用鲜草洗净捣烂外敷,可消痈退肿。痈就是疖子、青春痘、毛囊炎之类疾患。民间亦有用于乳腺炎(妇女产后排乳不畅容易患的疾病,乳房局部红肿热痛)。老年人丹毒、带状疱疹均可捣汁外敷治疗。南京人称其为"蚊子草",夏季儿童被蚊虫叮咬后出现皮肤痛痒红肿时,老人常会摘取几片垂盆草叶放在孩子皮肤上搓揉,很快就可达到消炎止痒的目的。

4. 垂盆草茶

组成:鲜垂盆草 60 克。

制法:取鲜垂盆草,洗净,再用凉开水淋洗数次,捣烂绞取汁,加少量凉开水兑服。每日 1 剂。药渣可外敷患处。

功效:清热利湿,解毒消痈。

主治:① 水火烫伤;② 咽喉肿痛;③ 痈肿,丹毒。

禁忌:脾胃虚寒者忌用。

5. 大三阳降酶茶

组成:垂盆草 30 克、大青叶 10 克、虎杖 15 克。

制法:上方共研为末,用沸水冲泡,盖闷 15 分钟后,代茶频饮。每日 1 剂。

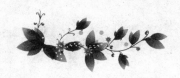

第七章
阳台上的
养生中药

菊花：
『养目去盲，作枕明目』。
『除胸中烦热，安肠胃，利五脉，调四肢』。

103

功效：清利湿热、解毒降酶。

主治：病毒性肝炎。黄疸不明显或黄疸消退后转氨酶、碱性磷酸酶、乳酸脱氢酶等居高不下。

阳台栽培

将垂盆草直接种在花盆中，比吊兰等花卉还好生长，基本不用管理，一年四季鲜绿无比，十分赏心悦目，真是好吃、好看还管用！

特别提醒

要注意垂盆草与佛甲草的鉴别，不能吃错了。佛甲草与垂盆草同为景天科植物，两者均为三叶轮生，十分相似，但两者在形态上仍可区别：一般说来佛甲草叶片较狭小、细长甚至呈针形，垂盆草叶片较宽大，长椭圆形；佛甲草味甘，而垂盆草微酸。

平肝潜阳、降压明目的菊花

扫描可见高清彩图

中药与故事

南京中山门内有位年近 90 的老书法家，他身体精神抖擞，红光满面，每天都要在书房书法或绘画，还常常外出参加笔会。他主要是研究并书写"寿"字，写有 50 米长的数万个不同的寿字，因此有"金陵寿王"之称。金陵寿王姓蒋，据他自己讲，他其实早在

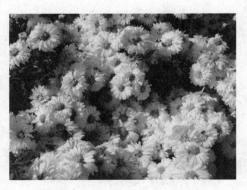

28 岁时就出现了高血压，但他坚持用菊花泡茶喝，一喝就喝了差不多 60 年，血压一直得到有效控制，目清神爽。这一切都得益于坚持喝菊花茶，既清肝明目，又降血压。

菊花入药在我国有着源远流长的历史。早在《神农本草经》中，它就被列为上品，有"久服，利血气、轻身、耐老延年"的记载。李时珍在《本草纲目》中

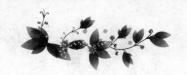

对它更是倍加推崇："菊春生夏茂，秋花冬实，饱经霜露，备受四时之气，叶枯不落，花槁不谢。其苗可蔬，叶可嚼，花可饵，根实可药，囊之可枕，酿之可饮，自本至末，罔不有功。"这段话的意思是说菊花春生芽，夏叶茂，秋开花，冬结籽，不畏风霜，四季常绿。它的苗可做菜，叶可生吃，花可做糕饼，根和种子可入药，还可做药枕、酿药酒。归纳起来，也就一句话的事儿——菊花从头到脚都是可用之材。

来　源

本品为菊科植物菊的干燥头状花序。每年 9～11 月份花盛开时分批采收，阴干或焙干，或熏、蒸后晒干。药材按产地和加工方法不同，分为"亳菊"、"滁菊"、"贡菊"、"杭菊"。

性味归经

甘、苦，微寒。归肺、肝经。

功能主治

散风清热，平肝明目。用于风热感冒，头痛眩晕，目赤肿痛，眼目昏花。

用　量

5～9 克。

食用药用

1. 菊花消脂茶

普洱茶叶适量，甘菊花 5 朵，热水冲泡。功能助消化、除油脂，降血压，明目。

2. 抗辐射花茶

白菊花，上等乌龙茶，加入枸杞或蜂蜜一起泡饮。此茶具有清肝明目、去毒、疏肝解郁的作用，对体内积存的有害性化学和放射性物质有抵抗、排除的疗效，是每天接触电子污染的办公族、计算机族们最适合的茶饮，既对抗辐射侵害又保护眼睛！

3. 抗感冒花茶

绿茶 5 克，菊花 12 克，白糖 30 克。煎水代茶饮，每天 1 剂。功能清热解毒，宁神明目。

阳台栽培

菊花生长特性喜温暖，耐寒冷，花耐微霜，幼苗孕蕾期宜较高温度。如气温低，植株将发育不良，分枝和花都少，喜阳光充足地方，忌荫蔽，怕风害。

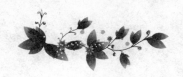

菊花喜湿润气候土壤，过于干旱将分枝少。植株发育缓慢。花期如缺水，影响花的数量和质量，但水分过多易烂根，故浇水不宜过多，雨季注意排水。菊花喜肥，因此宜选择肥沃、排水良好的沙质土壤，中性、微酸性为好。

菊花的繁殖方法很多。一般可分为分根繁殖、扦插、播种和压条等数种方法，其中以分根为主。

分根繁殖在4～5月间栽培。过早栽根嫩易断，气温低、生长慢。选择阴天，挖起母株，分开菊苗，选择粗壮及须根多的种苗，留下23厘米长的枝长，斩掉菊苗头，栽时穴深6～10厘米。栽时要压紧根周土，及时浇水，天旱要连浇2次。

扫描可见高清彩图

化结石奇药——金钱草

105

中药与故事

传说很久以前有一对年轻恩爱的夫妻，日子本来过得很美满。但不曾想丈夫突然腹痛，不久便去世了。妻子请来医生要查明丈夫的死因，医生根据死者的发病部位剖腹，在胆囊内取出了一块小石头。为了纪念丈夫，妻子用红绿丝线织成一个小网兜，把石头放在里面挂在脖子上，形影不离地佩戴着亡夫腹内的遗物。

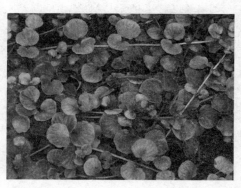

有一天，她上山砍柴时，发现挂在脖子上的石头小了许多。为了解开这个谜，她又去请教医生。医生听了她的话觉得可能是她上山砍柴时，接触到了一种能化石头的草药。后来，医生和那位妇女一起上山，在她砍柴的地方把各种草都割下来，试包石头。果然发现有一种草包了石头后，石头会缩小。医生就采了许多这种草，用作治疗结石病。人们都说，这种草真了不起，能治病，比金钱还贵重，就叫它"金钱草"。也有人根据它能化石，叫它"化石丹"。

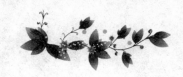

来源

本品为报春花科植物过路黄的干燥全草。夏、秋两季采收,除去杂质,晒干。

此草茎细长而平卧,常横穿过山间、田野的小路,叶片近圆形,老时呈黄色,形似金钱,故名"过路黄",又名"金钱草"。

性味归经

甘、咸,微寒。归肝、胆、肾、膀胱经。

功能主治

清利湿热,通淋,消肿。用于热淋,砂淋,尿涩作痛,黄疸尿赤,痈肿疔疮,毒蛇咬伤;肝胆结石,尿路结石。

用量

干品15～60克;鲜品加倍。

食用药用

1. 治黄疸初起

金钱草、平地木、茵陈各15克。水煎,分早、中、晚三次服下。

2. 治石淋(肾结石,胆结石)

金钱草一两,水煎服,每日一次。

3. 治胆石病

金钱草、狗宝,研末,蒸猪肝服。

4. 排石片

金钱草1 000克,木通300克,海金沙500克,滑石粉300克,车前草300克,地龙300克。压制成片。

功能:清热利水,通淋排石。

用于尿路结石。口服,每次6～8片,每日3次。(《湖南中草药制剂方剂选编》1976年)。

阳台栽培

每年3～4月,将茎剪下,每3～4节剪成一段作插条。开一条浅沟,在开好的浅沟内,按株距10厘米扦插,入土2～3节,栽后盖上一层薄土轻轻压实,浇定根水。

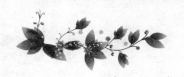

暖胃解鱼蟹毒的紫苏

扫描可见高清彩图

中药与故事

九九重阳节，华佗带着徒弟到镇上一个酒铺里吃饭。只见几个少年在比赛吃螃蟹，他们狂嚼大吃，蟹壳堆成一座小塔。华佗想，这伙少年无知，螃蟹性寒，吃多了会生病。他便上前好言相劝。那伙少年吃得正来劲，哪听得进华佗的良言！

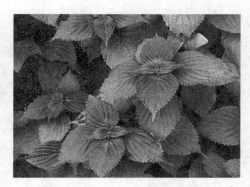

没到一个时辰，那伙少年突然都喊肚子疼，有的疼得额上冒汗珠，喊爹喊妈地直叫；有的捧着肚子在地上翻滚。

酒店老板吓坏了。这时，华佗在旁边说："我知道你们得的什么病。"

华佗对徒弟说："在这酒店外的洼地里采些紫苏叶给他们吃。"华佗和徒弟很快从洼地里采回一捆紫草叶，请酒店老板熬了几碗汤，叫少年们服用后，不一会儿，肚子不疼了。他们可再三向华佗表示感谢，并到处向人们讲华佗医道如何高明。

来源

本品为唇形科植物紫苏 Britt 的干燥叶（或带嫩枝）。夏季枝叶茂盛时采收，除去杂质，晒干。

性味归经

辛，温。归肺、脾经。

功能主治

解表散寒，行气和胃。用于风寒感冒，咳嗽呕恶，妊娠呕吐，鱼蟹中毒。

用量

5～9克。

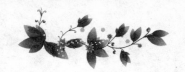

1. 用于感冒风寒

紫苏能散表寒，发汗力较强，用于风寒表证，见恶寒、发热、无汗等症，常配生姜同用；如表证兼有气滞，可与香附、陈皮等同用。

2. 用于胸闷、呕恶等

紫苏用于脾胃气滞、胸闷、呕恶，不论有无表证，均可应用，都是取其行气宽中的作用，临床常与藿香配伍应用。

3. 防蚊虫

夏天在屋子周围养几盆紫苏可以起到防蚊虫的作用。

4. 解鱼蟹中毒

进食鱼蟹中毒（包括过敏）而出现腹痛、呕吐，或遍身风疹瘙痒者。古医书《金匮要略》载食鱼蟹中毒"紫苏煮汁饮之"。常用鲜苏叶60克、生姜20克，加清水两碗半，煮至两碗，一日分2～3次口服。此法对于解除腹痛、呕吐等症状，有良好的疗效。若上方中再加入厚朴5克、生甘草5克，则效果更好。

阳台栽种

紫苏比较适合在四月播种，盆土选用8份熟菜园土、1份腐熟有机肥、0.5份复合肥，加少量过磷酸钙混合配制。容器内播一穴，播种3粒种子，之后覆盖上土，进行浇水，等待出苗。应该进行松土，一般35天左右定苗。

紫苏喜好温暖湿润的环境，播种后把容器放置到光照充足的地方，苗期注意保暖，前期种子生长比较缓慢，应该及时松土，保持土壤的透气性，夏季要注意遮阳。夏季紫苏生长旺盛，分枝性强，所以要有充足的水分和养分。

清咽提神薄荷叶

扫描可见高清彩图

中药与故事

冥王哈迪斯爱上了美丽的精灵曼茜，引起了冥王的妻子佩瑟芬妮的嫉妒。为了使冥王忘记曼茜，佩瑟芬妮将她变成了一株不起眼的小草，长在路边任人

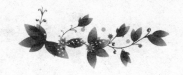

踩踏。可是内心坚强善良的曼茜变成小草后，身上却拥有了一股令人舒服的清凉迷人的芬芳，越是被摧折踩踏就越浓烈。虽然变成了小草，却被越来越多的人喜爱。人们把这种草叫薄荷（Mentha）。

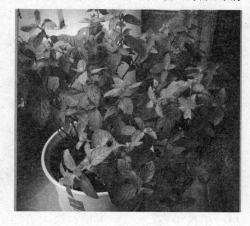

薄荷虽然是一种平淡的植物，但它的味道沁人心脾，清爽从每一个毛孔渗进肌肤，身体里每一个细胞都通透了。那是一种很幸福的感觉，会让那些曾经错过爱的人得到一丝安慰，所以薄荷的花语是"愿与你再次相逢"和"再爱我一次"。

来　源

本品为唇形科植物薄荷的干燥地上部分。夏、秋两季茎叶茂盛或花开至三轮时，选晴天分次采割，晒干或阴干。

性味归经

辛，凉。归肺、肝经。

功能主治

宣散风热。清头目，透疹。用于风热感冒，风温初起，头痛，目赤，喉痹，口疮，风疹，麻疹，胸胁胀闷。

用　量

3～6 克，入煎剂宜后下。

食用药用

1. 薄荷凉茶

取薄荷叶、甘草各 6 克，加水 1 000 克左右，煮沸 5 分钟后，放入白糖搅匀。

功效：提神醒脑。饮用后通体舒坦，精力倍增。

2. 薄荷豆腐

取豆腐 2 块、鲜薄荷叶 50 克、鲜葱 3 条，加水煎，待煎至水减半时即趁热食用。

可治伤风鼻塞、打喷嚏、流鼻涕等病症。

3. 治疗咽喉肿痛

薄荷 6 克，橄榄 50 克煎水取汁，萝卜 100 克切碎，绞汁合入，代茶饮。

疏风清热，利咽生津。主治风热壅盛，咽喉肿痛。

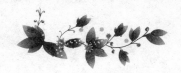

4. 治疗感冒发热

薄荷幼嫩茎尖可作菜食,全草又可入药,治感冒发热,头痛,目赤痛,肌肉疼痛,皮肤风疹瘙痒,麻疹不透等症。此外对痈、疽、疥、癣、漆疮亦有效。

5. 薄荷醇

薄荷含有薄荷醇该物质可清新口气并具有多种药性,可缓解腹痛、胆囊问题如痉挛,还具有防腐杀菌、利尿、化痰、健胃和助消化等功效。大量食用薄荷可导致失眠,但小剂量食用却有助于睡眠。

阳台栽种

薄荷在第二年早春尚未萌发之前移栽。栽时挖起根茎,选择粗壮、节间短、无病害的根茎作种根,截成7～10厘米长的小段,然后移植到阳台上的花盆中。将种根按10厘米株距斜摆在沟内盖细土、踩实、浇水。

因为薄荷主枝太细,容易倒伏,可用一次性竹筷做个小支架。非常重要的是要晒太阳!要放在阳光充足的阳台,但苗小的时候如果太阳烈就要避免直晒。

扫描可见高清彩图

清热解毒好看好长的金银花

中药与故事

相传,孙思邈一日看病归来,路见两姐妹晒药,便讨茶喝。孙思邈一口气喝完茶,只觉甘洌甜美,气清神爽,便问其茶中之花何名。告之曰:"这种花初开如银,久则如金,故名金银花。"孙思邈悟到其药性,后来在不少方剂中以此花为主药。

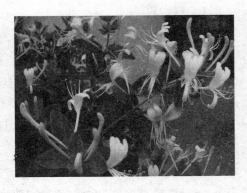

来源

本品为忍冬科植物忍冬的干燥花蕾或带初开的花。夏初花开放前采收,干燥。由于忍冬花初开为白色,后转为黄色,因此得名金银花。

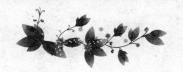

性味归经

甘,寒。归肺、心、胃经。

功能主治

清热解毒,凉散风热。用于痈肿疔疮,喉痹,丹毒,热毒血痢,风热感冒,温病发热。

用 量

6～15克。

食用药用

1. 泡茶祛暑

可以将细嫩的金银花放入茶杯之中,也可以选择玻璃杯,金银花的量最好控制在三两克左右就可以了。第一次的时候用大约九十摄氏度的开水进行冲泡,然后盖上盖子,这样能够避免金银花的香味散失。三分钟之后可以打开盖子,这样不仅金银花的味道非常芬芳。

2. 预防乙脑、流脑

金银花、连翘。大青根、芦根、甘草各15克。水煎代茶饮,每日一剂,连服三至五天。(《江西草药》)

3. 治太阴风温、温热,冬温初起,但热不恶寒而渴者

连翘50克,银花50克,苦桔梗30克,薄荷30克,竹叶20快,生甘草25克,荆芥穗20克,淡豆豉25克,牛蒡子30克。上杵为散,每服30克,鲜苇根汤煎服。(《温病条辨》银翘散)

4. 治疮疡痛甚,色变紫黑者

金银花连枝叶(锉)100克,黄芪200克,甘草50克。上细切,用酒一升,同入壶瓶内,闭口,重汤内煮三、二时辰,取出,去滓,顿服之。(《活法机要》回疮金银花散)

5. 治一切肿毒

肿毒不问已溃未溃,或初起发热,并疔疮便毒,喉痹乳蛾:金银花(连茎叶)自然汁半碗,煎八分服之,以滓敷上,败毒托里,散气和血,其功独胜。(《积善堂经验方》)

6. 治痢疾

金银花(入铜锅内,焙枯存性)25克。红痢以白蜜水调服,白痢以砂糖水调服。(《惠直堂经验方》忍冬散)

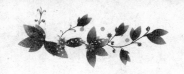

阳台栽培

金银花扦插的时间最好是春天或者秋天，尤其是春天，非常易成活。找到枝肥叶壮的大棵金银花，从上面摘取几个枝子（枝子不要太嫩）。把准备好的枝子扦插到盆里，花盆放在阴凉通风处。

盆土一直要保持湿润，但是也不要浇水太多。一般温度合适的话，半个月就能长根，长小叶子了。等长出新叶子，就可以施肥了，很快就能长出一大盆。

扫描可见高清彩图

黄梅天里的除湿佳品——藿香

中药与故事

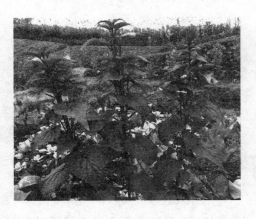

很久以前，深山里住着一户人家，哥哥与妹妹霍香相依为命。后来，哥哥娶亲后就从军在外，家里只有姑嫂二人。平日里，姑嫂相互体贴，每天一起下地，一块儿操持家务，日子过得和和美美。一年夏天，天气连日闷热潮湿，嫂子因劳累中暑，突然病倒。霍香急忙把嫂子扶到床上，说："您恐怕是中了暑，让我赶快上山去把它采来，早日治愈你的病。"嫂子念小姑年轻，出门不便，劝她别去。霍香却全然不顾，执意进了深山。

霍香一去就是一天，直到天大黑时才跌跌撞撞回到家里。只见她手里提着一小筐药草，两眼发直，精神萎靡，一进门便扑倒在地，瘫软一团。嫂子连忙下床将她扶坐床上，询问缘由，才知她在采药时，不慎被毒蛇咬伤了右脚，中了蛇毒。嫂子一面惊叫，一面抱起霍香的右脚，准备用嘴从伤口处吮吸毒汁，但霍香因怕嫂子中毒，死活不肯。等乡亲们听见嫂子的呼救将郎中找来，却为时已晚。

嫂子用小姑采来的药草治好了病，并在乡亲们的帮助下埋葬了霍香。为牢

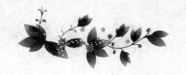

记小姑之情，嫂子便把这种有香味的药草亲切地称为"霍香"，并让大家把它种植在房前屋后、地边路旁，以便随时采用。从此"霍香"草的名声越传越广，治好了不少中暑的病人。因为是药草的缘故，久之，人们便在霍字头上加了一个"草"头，将霍香写成了"藿香"。

来 源

本品为唇形科植物广藿香的干燥地上部分。枝叶茂盛时采割，日晒夜闷，反复至干。

性味归经

辛，微温。归脾、胃、肺经。

功能主治

芳香化浊，开胃止呕，发表解暑。用于湿浊中阻，脘痞呕吐，暑湿倦怠，胸闷不舒，寒湿闭暑，腹痛吐泻，鼻渊头痛。

用 量

3～9克。

适用人群

适宜外感风寒、内伤湿滞、头痛昏重、呕吐腹泻者，胃肠型感冒患者，中暑、晕车、船、消化不良致腹胀、腹泻、腹痛者、宿醉未醒者。

注意事项

阴虚火旺、邪实便秘者禁服。

食用药用

1. 凉拌藿香

藿香的食用部位一般为嫩茎叶，其嫩茎叶为野味之佳品，可凉拌，也可炒食或做粥。具有健脾益气的功效。

2. 藿香烧鱼

鲫鱼1条，藿香1把，食盐5克，酱油10毫升，醋10毫升，葱两根，蒜3瓣，花椒5克，淀粉5克，姜1块，植物油30克，黄酒5克，朝天椒5克。藿香可去腥味，解暑气。

3. 治外感不正之气，内伤饮食，头痛发热，或吐泻

藿香、厚朴、陈皮、大腹皮、桔梗、半夏、白芷、茯苓、苏叶、甘草，即藿香正气散/丸/水。具有理气、祛湿、和中的功效。

第七章 阳台上的养生中药

藿香：「和中止呕，芳香化湿，解暑辟浊」。「散寒湿、暑湿、郁热、湿热」。

113

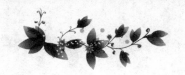

藿香喜高温、阳光充足环境,在荫蔽处生长欠佳,年平均气温 19～26 ℃的地区较宜生长,温度高于 35 ℃或低于 16 ℃时生长缓慢或停止。喜欢生长在湿润、多雨的环境,怕干旱,要求年降雨量达 1 600 毫升以上。但怕积水,积水后,根部易腐烂而死亡。宜选向阳、土层深厚较肥沃的砂质土壤。

扫描可见高清彩图

肺病黄痰克星——鱼腥草

中药与故事

鱼腥草,又称蕺菜。历史上有一个人吃鱼腥草吃出了一个千古流传的故事,这个人就是鼎鼎大名的越王勾践,他带领越国人打败吴王夫差的故事一直为后人所称道。在这个故事中,勾践发愤图强的一系列事迹,除了卧薪尝胆之外,还包括采蕺食蕺。至今在越国的古都绍兴还有一座蕺山,就是当年勾践采蕺菜的所在。

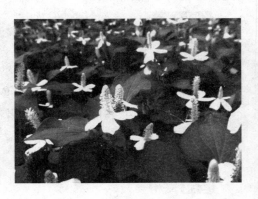

除了作为野菜外,鱼腥草还是一种常用中药。中医学认为鱼腥草具有清热解毒、消痈排脓、利尿通淋的作用。现代药理实验表明,鱼腥草具有抗菌、抗病毒、提高机体免疫力、利尿等作用,被称为"天然而又安全的抗生素"。上至咽炎、肺炎,下至尿道炎、阴道炎、尿路感染,尿频涩痛,肾炎,外至皮肤上的炎症和疱疹,都可以通治。

来 源

本品为三白草科植物蕺菜的干燥地上部分。鲜品全年均可可采割,干品夏季茎叶茂盛花穗多时采割,除去杂质,晒干。

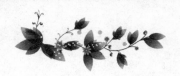

性味归经

辛，微寒。归肺经。

功能主治

清热解毒，消痈排脓，利尿通淋。用于肺痈吐脓，痰热喘咳，热痢，热淋，痈肿疮毒。

用 量

15～25克，不宜久煎；鲜品用量加倍，水煎或捣汁服。外用适量，捣敷或煎汤熏洗患处。

食用药用

1. 凉拌鱼腥草

鱼腥草30克，盐适量，香油适量，

鱼腥草去净杂质，除去须根。切成小段，鱼腥草放盘；取一小碗调汁：蒜泥、葱花、盐、酱油、醋、芥末油、香油、辣椒酱、胡椒粉根据自己口味调入，拌匀即可。

2. 鱼腥草茶

取鱼腥草15克，与800毫升的水放入壶中煮至沸腾。转小火续煮约20分钟后，过滤倒入碗中，加入冰糖饮用即可。

3. 治痢疾

鱼腥草20克，山楂炭6克，水煎加蜂蜜服。

4. 治感冒发烧

细叶香茶菜20克，鱼腥草16克，水煎服，或将上药共研细末，煎煮滤液浓缩，并与细末混合压片，每片0.3克，每日3次，每次3～4片，小儿酌减。

5. 治流行性腮腺炎

新鲜鱼腥草适量，捣烂外敷患处，以胶布包扎固定，每日2次。

6. 治肺脓疡

鱼腥草30克，桔梗15克，水煎服或研末冲服。也可鲜草洗净炒菜吃，或用鱼腥草50克，桔梗12克，甘草6克，水煎服。

7. 治急性支气管炎、肺结核、咳嗽痰中带血

用鱼腥草30克，甘草6克，车前草30克，水煎服。

阳台栽种

插枝繁殖可在春、夏季，剪取无病虫健壮枝条作插穗，截成长12～15厘米，至少三节，插扦于沙壤土的苗床上。插后浇水，遮阴，生根后移苗定植。日常管理的关键是保持土壤湿润，切勿受旱。

鱼腥草：「治肺痈咳嗽带脓血，痰有腥臭，大肠热毒，疗痔疮」。

第八章
厨房里的助消化小偏方

胃寒胃痛呕吐克星——生姜

中药与故事

苏轼与好友姜至之等人饮酒，姜提行酒令，每人必说在座客人是一药名。姜即指苏说："你是一味药名，紫苏子（子苏子）。"苏轼也说："你的名字也是药名，不是半夏就是厚朴。"姜问其故，苏曰："若不是半夏、厚朴，何以说用姜制之（姜至之）？"

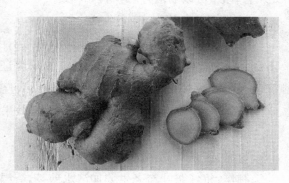

"制"为"至"字谐音，两味药用姜汁炮制，生姜可制半夏、厚朴之毒。

宋代洪迈《夷坚志》记载：广西通判杨立之返回楚州，咽喉红肿生疮、溃破化脓，正好遇到名医杨吉老。杨吉老知道杨立之喜食鹧鸪，当即令食生姜一斤，然后用药。杨立之不解，认为是火上加火，但又不能反对，就食之。病情竟由轻而痊愈。问其故，杨吉老曰："鹧鸪喜食半夏，通判喜食鹧鸪，半夏之毒转入喉，生姜解半夏之毒也。你毒已去，不再用药了。"

来 源

科植物姜的新鲜根茎。秋、冬两季采挖，除去须根及泥沙。

性味归经

辛，微温。归肺、脾、胃经。

功能主治

解表散寒，温中止呕，化痰止咳。用于风寒感冒，胃寒呕吐，寒痰咳嗽。

用 量

3～9克。

食用药用

生姜：解表散寒，温中止呕。干姜：温中祛寒，回阳通脉。炮姜：化瘀止血。

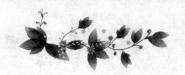

1. 治疗风寒感冒

用茶叶少许，生姜几片去皮水煎，饭后饮服。可发汗解表，温肺止咳，对流感、伤寒、咳嗽等疗效显著。饭后饮用姜茶，有发汗解表、温肺止咳的功效，有利于治疗流感、伤寒、咳嗽。

姜茶只对风寒感冒有效，风寒感冒从中医来说是风寒外袭，而生姜是热性的，主辛散，可以驱散外邪，所以有效。

2. 防晕车，止恶心呕吐

生姜具有防止恶心、止呕吐的作用，如果有由于某些运动而引起的"运动适应不良症"，吃点生姜就可以使其缓解。有研究证明，生姜干粉对因运动引起的头痛、眩晕、恶心、呕吐等症状的有效率达90％，且药效可持续4小时以上。民间用吃生姜防晕车、晕船，或贴内关穴，有明显的效果，因此而有"呕家圣药"之誉。

3. 老姜茶

材料：红茶6克，老生姜10克，蜂蜜适量。

制作：将红茶叶与老生姜加清水煎茶，待温时，调入蜜糖饮用。

功效：温中散寒，健胃消食。适用于寒邪所致胃痛。

注意：湿热型胃痛不宜用。

4. 红糖姜茶

材料：生姜50克，红糖75克。

做法：生姜剁得碎碎的，加三碗水煲成一碗水，加入红糖。如果需要补血的，请加入红枣。

功效：暖宫、活血。

生姜红糖水还具有祛老年斑的作用。

专治胃肠冷痛的调料——肉豆蔻

中药与故事

现在肉豆蔻能比较容易得到，但是在18、19世纪之前，肉豆蔻生长的地方一直不为人知，当时印度尼西亚摩鹿加群岛内的土著班达亚齐群岛是世界上唯一产肉豆蔻的地方。早些时候，一群欧洲香料商人在机缘巧合下得知肉豆蔻的

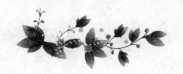

存在,于是他们为肉豆蔻的独家销售权展开了血腥的竞争。

17世纪早期,荷兰东印度公司从葡萄牙人手中抢下了这些岛屿转而独霸了当地贸易。这些侵略分子手段很残忍,他们禁止出口任何木材,每次发货前都会在每颗肉蔻上淋上石灰,使其出售的肉豆蔻不能发育。任何人有偷窃、种植、销售肉豆蔻嫌疑的,一律处死。只要岛上有任何居民胆敢反抗,荷兰东印度公司的老板就会命令手下将班达亚齐岛上15岁以上的男子全部抓起来斩首示众。岛上本有原住居民大约15 000人,仅仅过了15年,居民被杀得只剩下600人了。

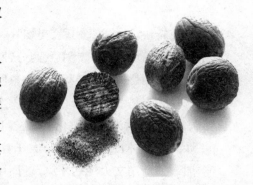

肉豆蔻除了增添风味之外,它还能治疗胃痛、头痛和发烧。更有甚者,当时人们甚至认为肉豆蔻可祛除瘟疫。在13世纪,一磅肉豆蔻的价钱甚至一度抵得过7头肥牛。

来　源

本品为肉豆蔻科植物肉豆蔻的干燥种仁。

性味归经

辛,温。归脾、胃、大肠经。

功能与主治

温中行气,涩肠止泻。用于脾胃虚寒,久泻不止,脘腹胀痛,食少呕吐。

用　量

3～9克。

食用药用

1. 治霍乱呕吐不止

肉豆蔻一两(去壳),人参一两(去芦头),厚朴一两(去粗皮,涂生姜汁,炙令香熟)。上药捣粗罗为散。每服三钱,以水一大盏,入生姜半分,粟米二撮,煎至五分,去滓,不计时候温服。(《圣惠方》)

2. 卤水猪蹄

原料:猪蹄2个,葱、八角、香叶、草果、肉豆蔻、桂皮、花椒、小茴香、白芷、良姜、冰糖、生姜、老抽、生抽、料酒、盐和植物油各适量。

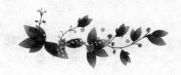

制作过程：

① 猪蹄斩块，洗净，葱切段、姜切片。

② 先将猪蹄放入冷水锅中煮两分钟焯水，冲洗干净。

③ 锅里加油烧开后，放入大料和葱段、姜片炒匀。

④ 这时加入料酒去腥味，然后加入生抽、老抽和冰糖。现在要不停地翻炒，火也要调为中火，因为冰糖融化的时候可能会糊。

⑤ 炒约 5 分钟，加入适量水，烧开后，用文火烧约 20 分钟。

⑥ 加入猪蹄用文火炖约 40 分钟即可。

肠胃偏寒不妨吃盘茴香豆

中药与故事

鲁迅先生在著名小说《孔乙己》中写道："鲁镇的酒店的格局，是和别处不同的：都是当街一个曲尺形的大柜台，柜里面预备着热水，可以随时温酒。做工的人，傍午傍晚散了工，每每花四文铜钱，买一碗酒，——这是二十多年前的事，现在每碗要涨到十文，——靠柜外站着，热热的喝了休息；倘肯多花一

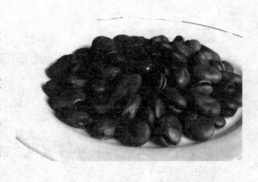

文，便可以买一碟盐煮笋，或者茴香豆，做下酒物了，如果出到十几文，那就能买一样荤菜，但这些顾客，多是短衣帮，大抵没有这样阔绰。只有穿长衫的，才踱进店面隔壁的房子里，要酒要菜，慢慢地坐喝……"。

茴香豆原是浙江省绍兴地区特色地方小吃，主要材料有蚕豆、茴香等，辅料有八角茴香、桂皮、盐等。茴香豆五香馥郁，咸而透鲜，回味微甘，与其用茴香制作密切相关。

由于价廉物美，经济实惠，逐步被城乡酒店作为四季常备的"过酒坯"；儿童、妇女也愿花点零钱一饱口福。因而茶馆、小摊也乐于这种小本经营，逐渐成为有浓郁乡土气息的风味特产。

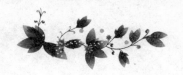

来　源

茴香豆是浙江绍兴著名的传统小吃，属于民间闲食，亦是城乡酒店四季常备之下酒物。民谣云："好吃茴香豆，嚼嚼韧纠纠，要用谦豫、同兴好酱油。"（谦豫、同兴，为绍兴两家老牌酱园）。

功能主治

健脾利湿、健肾涩精，对早泄肾亏及遗精过度具有一定疗效。除含碳水化合物及优质蛋白质外，还有磷脂、丙氨酸和酪氨酸，对肾脏有益，多吃对减肥、消水肿也有帮助。

食用药用

1. 温胃养胃，增进食欲

茴香豆可以入肚暖胃，而且茴香豆散发出来的香味可以很好地刺激我们的味觉，从而起到激发人的食欲的功效。

2. 促进消化

吃茴香豆对我们的胃也有着很好的功效。这主要是因为茴香豆里面含有丰富的膳食纤维，而膳食纤维可以很好地起到帮我们蠕动肠胃的功效，从而促进胃对食物的消化。

消食开胃话麦芽

中药与故事

很多时候一说麦芽，许多人的第一反应就会是啤酒。没错，麦芽是啤酒最主要的原料。曾有人说道："麦芽是灵魂，酒花是香料，酵母是精神，水是啤酒的身体。"但对麦芽的认识不能仅仅局限于啤酒的原料而已，麦芽更被当作药材使用。你知道麦芽的功效与作用吗？它的药用价值可多呢：消食，和中，下气。治食积不消，脘腹胀满，食欲不振，呕吐泄泻，乳胀不消。

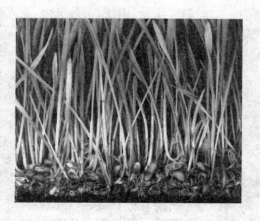

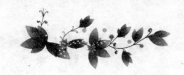

来　源

本品为禾本科植物大麦的成熟果实经发芽干燥而得。将麦粒用水浸泡后，保持适宜温、湿度，待幼芽长至约 0.5 厘米时，晒干或低温干燥。

性味归经

甘，平。归脾、胃经。

功能主治

行气消食，健脾开胃，退乳消胀。用于食积不消，脘腹胀痛，脾虚食少，乳汁郁积，乳房胀痛，妇女断乳。生麦芽健脾和胃，疏肝行气。用于脾虚食少，乳汁郁积。炒麦芽行气消食回乳。用于食积不消，妇女断乳。焦麦芽消食化滞。用于食积不消，脘腹胀痛。

用　量

9～15 克；回乳炒用 60 克。

食用药用

1. 炒麦芽茶

原料：炒麦芽 25 克，茶叶 5 克。

做法：将炒过的麦芽与茶叶一起放入杯中。加入沸水冲泡 10 分钟即可饮用。

功效：助消化，改善食欲不振。

2. 麦芽山楂蛋羹

原料：鸡蛋 2 个，麦芽 15 克，山楂 20 克，山药 15 克，淀粉适量。

做法：将麦芽、山楂、山药洗净，放入药锅内，加清水适量，煮 1 小时左右，去药渣，备用。蛋去壳搅拌均匀，淀粉用水调成糊状。将药煮沸，加入蛋液及淀粉糊，边下边搅拌，加适量食盐调味。

功效：健脾开胃，消食导滞。适宜于小儿消化不良，症见脘腹痞胀、大便溏薄等。

3. 麦芽粥

原料：粳米 150 克，生麦芽、炒麦芽各 50 克，红糖适量。

做法：将麦芽放入锅内，加适量清水煎煮，去渣。锅置火上，放入药汁、粳米煮粥，待粥熟时，加入红糖搅拌溶化即可。

功效：回乳。适于因小儿断乳需停乳者食用。

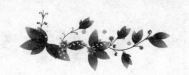

厨房里不可或缺的保胃调味品——砂仁

中药与故事

传说很久以前，广东西部的阳春县发生了一次范围较广的牛瘟，全县境内方圆数百里的耕牛一头一头地病死，惟有蟠龙金花坑附近村庄一带的耕牛，不但没有发瘟，而且头头健强力壮。当地几个老农感到十分惊奇，便召集这一带的牧童，查问他们每天在哪一带放牧？牛吃些什么草？牧童们

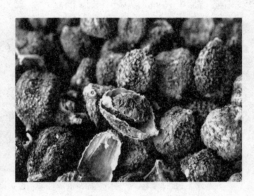

说："我们全在金花坑放牧，这儿生长一种叶子散发出浓郁芳香、根部结实的草，牛很喜欢吃。"

老农们听后，就和他们一同到金花坑，看见那里漫山遍野生长着这种草，将其连根拔起，摘下几粒果实，放到口中嚼，一股带有香、甜、酸、苦、辣的气味让人感到十分舒畅。大家觉得这种草既然可治牛瘟，是否也能治人病？所以就采挖了这种草带回村中。一些因受了风寒引起胃脘胀痛、不思饮食、连连呃逆的人吃了后，效果较好。后来人们又将这种草移植到房前屋后，进行栽培，久而久之成为一味常用的中药。这就是阳春砂仁的由来。

来源

本品为姜科植物阳春砂或绿壳砂或海南砂的干燥成熟果实。夏、秋间果实成熟时采收，晒干或低温干燥。

性味归经

辛，温。归脾、胃、肾经。

功能主治

化湿开胃，温脾止泻，理气安胎。用于湿浊中阻，脘痞不饥，脾胃虚寒，呕吐泄泻，妊娠恶阻，胎动不安。

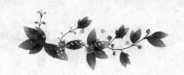

3～6 克,入煎剂宜后下。

食用药用

1. 春砂仁焖排骨

制作材料:主料:猪排骨 500 克;辅料:春砂仁(干)15 克;调料:大蒜(白皮)10 克,盐 6 克,白砂糖 3 克,酱油 15 克,香油 5 克,淀粉(玉米)10 克,花生油 25 克,料酒 15 克

做法:① 将排骨斩成小块,用腌料(盐、糖、酱油、麻油、生粉、生油、酒)腌 2 个小时至入味;② 烧红油锅,爆香蒜头,放排骨一起爆炒;③ 等排骨炒到 5 分熟,加入春砂仁(干)15 克,继续爆炒;④ 最后炒好排骨加适量水放入传统砂锅来焖煮 15～20 分钟,直至排骨,酥软,即可上碟。

功效:温暖脾胃,补气养血。

2. 春砂仁蒸鲫鱼

材料:鲜鲫鱼一条,春砂仁末 3 克,油,盐,豆粉。

做法:先将鲜鲫鱼去鳞和肠,洗净,用油,盐同砂仁末一起放入鱼腹内,再用豆粉封住刀口,放在碟上,用碗盖紧;隔水蒸熟即可食用。

功效:醒脾开胃,利湿止呕。

3. 砂仁蒸猪腰

材料:砂仁蒸猪腰,有益气和中、和肾醒脾的功效,是民间传统的保健食品,用以治疗小儿脾虚久泻引起的脱肛。

做法:每次用砂仁 3 克,研末,猪肾一个洗净切片,以砂仁拌匀,加油、盐少许调味,上笼蒸熟食用。

功效:健脾养胃,润肾补肾。

4. 春砂仁粥

原料:春砂仁末 2～3 克,大米 50～75 克。

制作:将大米淘洗后,放入小锅内,加水适量,如常法煮粥,待粥将熟时,调入春砂仁末,稍煮即可。

功效:健脾胃,助消化。适用于小儿食欲不振、消化不良。

注意事项:春砂仁放入粥内后,不可久煮,以免有效成分挥发掉。

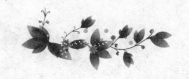

小儿厌食，鸡内金能帮大忙

中药与故事

一般人都说鸡汤好喝、鸡腿好吃，却很少有人知道在鸡胃里有一种十分珍贵的药材。这种药材是什么呢？凡是杀过鸡的人都知道，鸡"胃"里有一层金黄色角质内壁，那就是"鸡内金"。将其剥离后，洗净晒干，可入药。药用时，研末生用或炒用。

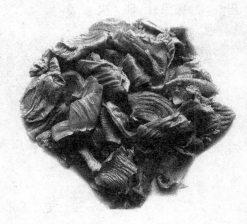

当然，鸭内金、鹅内金也可入药，但效果都不及鸡内金。

来源

本品为雉科动物家鸡的干燥砂囊内壁。杀鸡后，取出鸡肫，立即剥下内壁，洗净，干燥。

性味归经

甘，平。归脾、胃、小肠、膀胱经。

功能主治

健胃消食，涩精止遗。用于食积不消，呕吐泻痢，小儿疳积，遗尿，遗精。

用量

3～9克。

食用药用

1. 消食积

小儿暴食以后，腹部胀满，不思饮食，呕吐腹泻，可以用鸡内金两个，微微炒黄，研成极细末，用开水分5次冲服。

2. 止遗尿

小儿遗尿，可用鸡内金15克、桑螵蛸15克、黄芪15克、牡蛎10克、大枣

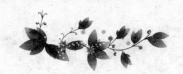

5克,煎水服,每日1剂,3~5日即可见效。

3. 化胆结石、膀胱结石

凡是颗粒不大的或泥沙性结石,用开水冲服生鸡内金粉,每次3克,每日3次,不到1个月,便会有显著的效果。不过,如果使用金钱草煎汁冲服,效果会更佳。

4. 治疗扁平疣:鸡内金100克,白米醋300毫升,浸泡30个小时后,蘸取药液,涂擦患处,日3次。

5. 鸡内金粥

原料:鸡内金5克、大米50克。

煮制方法:先将鸡内金择净,研为细末备用。先取大米淘净,放入锅内,加清水适量煮粥,待沸后调入鸡内金粉,煮至粥成服食。

功效:健胃消食,固精止遗。

注意事项:本品多研末调服。临床观察发现,研末调服比中药煎剂效果好。

鸡蛋壳打粉可除胃疾

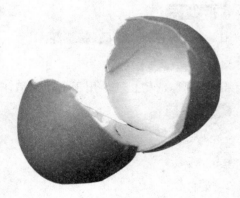

来 源

雉科动物鸡所产卵之外壳。收集蛋壳,晒干。

性味归经

淡,淡平。归胃、肠经。

功能主治

制酸、止痛。研末外用可用于外伤止血、固涩收敛。

用 量

1~2钱,焙黄研粉服。

食用药用

1. 治疗胃溃疡

鸡蛋壳30个,炒焦研成粉,面粉半斤炒焦。一起拌匀,早晚饭前用。开水

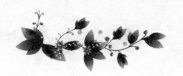

冲服,一次2钱(约半调羹),一日两次,一般一服药可愈,重病需两服。

鸡蛋壳的主要成分是碳酸钙,不仅可以制酸,而且可以保护和收敛溃疡面。胃、十二指肠溃疡和胃酸分泌过多密切相关,使用鸡蛋壳打粉冲服,可以中和掉部分胃酸,缓解疼痛。这个方子的另一个成分是面粉。面粉性味甘凉,可以促进消化,对胃、十二指肠溃疡的治疗也能起到一定的作用。另外,打粉冲服非常适合消化道溃疡患者,有助于在溃疡面黏附并形成保护层。需要强调的是:必须使用好的打粉机,将鸡蛋壳打成细粉状,打粉效果不好反而会给消化道带来负担甚至伤害。

2. 治小儿软骨病

鸡蛋壳含有90%以上的碳酸钙和少许碳酸钠、磷酸氢等物质,碾成末内服,可治小儿软骨病。

3. 消炎止痛

用鸡蛋壳碾成末外敷,有治疗创伤和消炎的功效。

4. 治烫伤

在鸡蛋壳的里面,有一层薄薄的蛋膜。当身体的某一部位被烫伤后,可轻轻磕打一只鸡蛋,揭下蛋膜,敷在伤口上,经过10天左右,伤口就会愈合了。它的另一个优点是敷上后能止痛。

健脾美食茯苓饼

中药与故事

历代医家及养生学家都很重视茯苓延年益寿的功效。唐宋时服食茯苓已是很普遍的事情。宋代文学家苏东坡就很会做茯苓饼,他曾写下:"以九蒸胡麻,用去皮茯苓少入白蜜为并食之,日久气力不衰,百病自去,此乃长生要诀"。苏东坡年届六旬还有惊人的记忆力和强健的身体,这可能和他常吃自制

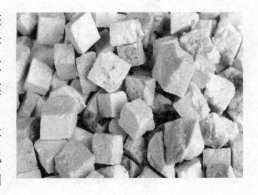

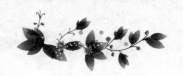

的茯苓饼有很大关系。

相传成吉思汗在中原作战时,小雨连绵不断地下了好几个月,大部分蒙古将士都出现了水土不服的情况,染上了水湿证。眼看兵败垂成,成吉思汗十分着急。后来,有几个士兵因偶尔服食了茯苓而得以痊愈,听说此事后,成吉思汗大喜,他急忙派人到盛产茯苓的地区运来大批茯苓给将士们吃,兵将们吃后病情马上好转起来。成吉思汗最后打了胜仗,茯苓治水湿病的神奇功效也被广为传诵。

来 源

本品为多孔菌科真菌茯苓 的干燥菌核。多于 7~9 月份采挖,挖出后除去泥沙,堆置"发汗"后,摊开晾至表面干燥,再"发汗",反复数次至现皱纹、内部水分大部散失后,阴干。茯苓皮:为削下的茯苓外皮,形状大小不一。外面棕褐色至黑褐色,内面白色或淡棕色。质较松软,略具弹性。茯苓块:为去皮后切制的茯苓,呈块片状,大小不一。白色、淡红色或淡棕色。

性味归经

甘、淡,平。归心、肺、脾、肾经。

功能主治

利水渗湿,健脾宁心。用于水肿尿少,痰饮眩悸,脾虚食少,便溏泄泻,心神不安,惊悸失眠。

用 量

9~15 克。

食用药用

1. 茯苓饼

(1) 材料:

① 传统型茯苓夹饼:由茯苓、核桃、芝麻、蜂蜜等制成,具有补脑、健脑的功效。

② 儿童型茯苓夹饼:由茯苓和桃、杏、可可、橘子、荔枝、菠萝等水果制成。其突出特点是果味浓郁,营养丰富,低糖且不蛀牙。

③ 果仁型茯苓夹饼:在传统型茯苓夹饼基础上,加入杏仁、核桃、花生、松仁等各种果仁制成,保留了果仁特有的营养和风味。

(2) 做法:

① 准备好茯苓粉,小米粉。可以买磨好的;也可以自己炒熟后,磨成粉。

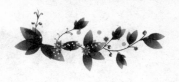

② 加入鸡蛋、蜂蜜、橄榄油,揉成团

③ 分割成分量相同的小份,这样可以保证烤时同时熟。

④ 将小面团放入月饼模中,挤压成型,放在烤盘上,烤盘底部要铺耐高温油布。

⑤ 烤箱预热,180 ℃,20 分钟左右。

⑥ 取出,放凉后即可食用。

2. 茯苓粉面膜

原料:茯苓粉 10 克、杏仁 30 克、莲子 10 克,面粉适量。

制法:将杏仁和莲子一起研细成粉末,倒入一干净容器中,然后再加入茯苓粉及面粉,将四种材料一起充分搅拌均匀备用。

功效:光洁皮肤,同时还能有效延缓皮肤衰老,美容效果十分不错。适合于任何肤质,适用于对皮肤进行基础保养以及皮肤干燥粗糙的人群。

急性腹泻的克星——大蒜头

中药与故事

2100 年前,恺撒大帝远征欧非大陆时,命令起士兵每天服 1 头大蒜以增强气力,抗疾病。时值酷暑,瘟疫流行,对方士兵得病者成千上万,而恺撒士兵无一染上疾病腹泻。仅用短短的几年时间便征服了整个欧洲,建立了当时最强大的古罗马帝国。

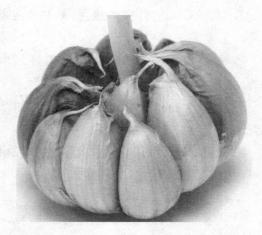

第一次世界大战中,大不列颠帝国的军需部门曾购买十吨大蒜榨汁,作为消毒药水涂于纱布或绷带上医治枪伤,以防细菌感染。

第二次世界大战中,由于药品的严重缺乏,许多国家的军医都使用大蒜为

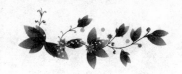

士兵治疗伤口,当时,苏联曾誉称大蒜汁为"盘尼西林"。

我国近代的八年抗日战争的艰苦岁月中,八路军和新四军的军医也曾用大蒜防治了感冒、疟疾及急性胃肠炎等疾病,增强了革命战士的体质。

来 源

为百合科植物大蒜的鳞茎。以独头紫皮者为佳。

性味归经

味辛,温,有毒。入脾、胃、肺经。

功能主治

解毒杀虫,消肿止痛,止泻止痢,治肺,驱虫,此外还可温脾暖胃。治痈疽肿毒,白秃癣疮,痢疾泄泻,肺痨顿咳,蛔虫蛲虫,饮食积滞,脘腹冷痛,水肿胀满。

行气消积,杀虫解毒。用于感冒、菌痢、阿米巴痢疾、肠炎、饮食积滞、痈肿疮疡。

用 量

内服:煎汤,1.5～3钱;生食、煨食或捣泥为丸。外用:捣敷、作栓剂或切片灸。

食用药用

1. 治疗肠胃炎

① 鲜大蒜150克,捣烂成泥,敷贴于足部脚心涌泉穴,每日一次,治疗肠胃炎。

② 大蒜50克捣烂成泥,注入熬好的白面稀汤内,服用后休息可治肠胃炎。

③ 大蒜100克,醋150克。大蒜捣烂如泥,加入米醋调匀服用,可治急性肠胃炎。

④ 大蒜25克,明矾5克。大蒜捣烂,明矾研成细面,冲开水溶化。取清汁服用,可治急性肠胃炎。

2. 治疗腹泻

① 大蒜30克,白术30克,车前子15克,三味炒后放入清水中煎汤,每日一剂,早晚分服,有疗效。

② 大蒜50克,胡椒30克,将两者捣成泥制成饼状,敷在肚脐部固定,治疗寒泄灵验。

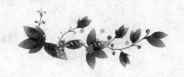

③"朱砂配大蒜,腹泻好一半":大蒜 50 克,朱砂 30 克,将两者同捣成泥,用纱布包两层成饼状,外敷贴在神闭、涌泉穴。

3. 治感冒

① 大蒜 250 克,剥皮,用刀拍碎,1 000 毫升煎汤,每日服三次,每次一小杯。

② 醋 500 毫升,大蒜、姜各 150 克,将大蒜姜切片,放入醋中密封浸泡 1 个月以上。食用时可佐餐随菜,对治疗感冒有益。

③ 将大蒜含在口中,并以舌头促进运动,生津咽下,反复进行数次,待大蒜无味后吐出。对感冒初起,风寒咳嗽,大有益处。

④ 以大蒜头一瓣,塞入鼻孔中约二十分钟,可治流感,解热祛表邪,非常见效。

⑤ 大蒜 50 克,生姜 50 克,薄荷 25 克,将三料同砸成泥,调如膏状,装瓶备用。感冒时取药膏适量,以纱布包,敷于肚脐,胶布固定,每日更换一次。

⑥ 大蒜 50 克,葱白 50 克,辣椒 30 克,生姜 50 克,荆芥 10 克,大蒜切片,姜切丝,葱切段,放入锅中煮 5 分钟。趁热饮服,祛寒解表。

使用注意

吃大蒜并不是吃得越多越好。因为大蒜吃多了会影响维生素 B 的吸收。大量食用大蒜还对眼睛有刺激作用,容易引起眼睑炎、眼结膜炎。

另外,大蒜不宜空腹食用。因为大蒜有较强的刺激性和腐蚀性,胃溃疡患者和患有头痛、咳嗽、牙疼等疾病时,不宜食用大蒜。每天 1 次或隔天 1 次即可,每次吃 2～3 瓣。

专治肠炎的马齿苋

中药与故事

《兵部手记》中记述:唐代武元衡相国在西川得了胫疮(下肢溃疡),长期不愈,灼热作痒,百医无效。返京后,一官员献一方,即捣烂马齿苋敷上,两三次而痊愈。

来源

本品为马齿苋科植物马齿苋的干燥地上部分。夏、秋两季采收,除去残根及杂质,洗净,略蒸或烫后晒干。

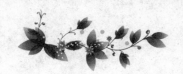

性味归经

酸,寒。归肝、大肠经。

功能主治

清热解毒,凉血止血。用于热毒血痢,痈肿疔疮,湿疹,丹毒,蛇虫咬伤,便血,痔血,崩漏下血。

用　量

9～15 克;鲜品 30～60 克。外用适量捣敷患处。

食用药用

1. 凉拌马齿苋

将马齿苋摘成段,洗干净;锅内加水,加少许盐和油,水开后放入马齿苋焯水,色成碧绿即可捞出;用清水多次洗净黏液,淋干水分,放入大碗中;将蒜瓣捣成蒜泥,浇在马齿苋上,放入生抽、盐、醋、香油和橄榄油,拌匀即成。

儿童服 60% 马齿苋煎液,或把马齿苋切细做成馄饨、馒头馅,或煮粥吃;每斤鲜马齿苋可分给 15 个儿童服用,隔日吃 1 次。有些地区也作为副食品食用,连续 10 天。经数千例观察,在菌痢流行季节服用,发病率明显下降。

2. 治疗菌痢、肠炎

马齿苋对急、慢性菌痢的疗效,与其他治痢药物如磺胺脒、合霉素等相仿,对急性病例的有效率在 90% 以上,对慢性病例的有效率亦在 60% 上下。马齿苋有效剂量的安全范围较大,虽大量服用,亦无毒性。取鲜马齿苋茎叶,洗净切碎,1 斤马齿苋加水 3 斤,煎取 1 斤,过滤。成人日服 3 次,每次 70 毫升,连服 2～7 天。又马齿苋对痢疾带菌者、肠炎、消化不良性腹泻,也有同样效果。

3. 治疗钩虫病

成人一次量为鲜马齿苋 5～6 两,煎汁,加食醋 50 毫升,也可加适量白糖,每天 1 次或分 2 次空腹服,连服 3 天为一个疗程。如需行第二、第三个疗程,须间隔 10～14 天。

4. 治疗急性阑尾炎

干马齿苋、蒲公英各 2 两(亦可用鲜草,剂重加倍),水煎 2 次,煎液合并再浓煎成 200 毫升,上下午各服 100 毫升。

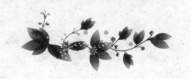

降脂减肥标兵——山楂

中药与故事

唐代天宝年间，唐玄宗的宠妃杨玉环患了腹胀病，出现脘腹胀满、不思饮食、大便泄泻等症状。见贵妃整日蹙眉叹息，这可急坏了圣上，忙诏令御医为皇妃诊治，无奈用遍了名贵药，病情不减反而加重，只得张榜求医。一天，有位道士路过皇宫，当即揭榜为皇妃治病。道士入宫诊视，察贵妃脉象沉迟而

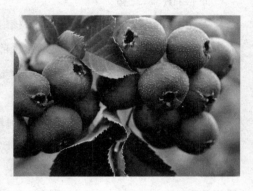

滑，舌上布满厚腻苔，于是挥毫处方："棠棣子十枚，红糖半两，熬汁饮服，日三次。"随后扬长而去。皇帝对此将信将疑，没有责罚道士的傲态，而急命御医照方遣药。谁知用药不到半月，皇妃的病就果真好了。

方中的棠棣子，至宋代《本草图经》被确认是山楂的别名。据说杨贵妃为使肌肤细嫩光滑，以讨皇上欢心，当年经常食用一道叫作"阿胶羹"的药膳。因阿胶为血肉有情之品，药性滋补，久食则碍胃，导致腹胀满、纳差之类病状。经道士诊治后，她明白了自己的病根，并在此后服食阿胶羹的同时，常佐食些山楂，果然旧病不发，体安神爽。

来源

本品为蔷薇科植物山里红或山楂的干燥成熟果实。秋季果实成熟时采收，切片，干燥。

性味归经

酸、甘、微温。归脾、胃、肝经。

功能主治

消食健胃，行气散瘀。用于肉食积滞，胃脘胀满，泻痢腹痛，瘀血经闭，产后

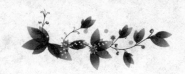

瘀阻,心腹刺痛,疝气疼痛;高脂血症。焦山楂消食导滞作用增强。

用 量

9～12克。

食用药用

1. 蜜山楂

原料:山楂、蜂蜜。

做法:将山楂洗净,去掉果柄、果核、放在铝锅内,加水适量,煎煮至七成熟、水将耗干时加入蜂蜜,再以小火煮熟透收汁即可。冷却后放入瓶罐中贮存。

功效:开胃、消食、活血化瘀。治疗冠心病以及肉食不消、腹泻。

2. 山楂蜜枣炖山药

原料:280克山药、6个蜜枣、6个山楂、30克冰糖、适量蜂蜜。

做法:山药去皮切滚刀块,蜜枣对切,山楂去核心切片。山药入锅中煮沸,至透明捞出备用。另起锅,加入适量水、冰糖、加入焯过的山药、蜜枣、山楂,然后大火煮开,转中小火慢炖,至汤汁黏稠、山药熟软关火。放至微热,加入适量蜂蜜调味。

功效:健脾益胃、滋肾益精、益肺止咳、降低血糖。

3. 山楂银花汤

原料:取山楂30克,金银花6克,白糖20克。

做法:先将山楂、金银花放在勺内,用文火炒热,加入白糖,改用小火炒成糖饯,用开水冲泡,日服一剂。

功效:山楂有破气散瘀之功,银花有清热解毒之功效。两味同用,适用于风寒感冒患者。

4. 山楂首乌汤

原料:取山楂、制何首乌各15克,白糖60克。

做法:先将山楂、制何首乌洗净、切碎,一同入锅,加水适量,浸泡两小时,再熬煮约一小时,去渣取汤,日服一剂,分两次温服。

功效:软化血管,降低血脂。

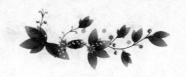

降脂助运良蔬——洋葱

中药与故事

欧洲中世纪两军作战时，一队队骑兵高跨在战马上，身穿甲胄，手持剑戟，脖子上戴着"项链"，这条特殊"项链"的胸坠却是一个圆溜溜的洋葱头。他们认为，洋葱是具有神奇力量的护身符，胸前戴上它，就能免遭剑戟的刺伤和弓箭的射伤，整个队伍就能保持强大的战斗力，最终夺取胜利。

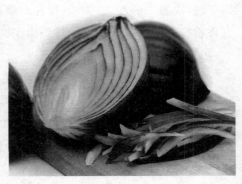

因此，洋葱是所谓"胜利的洋葱"。在希腊文中，"洋葱"一词还是从"甲胄"衍生出来的呢！古代希腊和罗马的军队，认为洋葱能激发将士们的勇气和力量，便在伙食里加进大量的洋葱。

来源

洋葱是隶属于石蒜科、葱属的两年生草本植物。

洋葱的茎在营养生长时期，茎短缩形成扁圆锥形的茎盘，茎盘下部为盘踵，茎盘上部环生圆圈筒形的叶鞘和枝芽，下面生长须根。成熟鳞茎的盘踵组织干缩硬化，能阻止水分进入鳞茎。因此，盘踵可以控制根的过早生长或鳞茎过早萌发，生殖生长时期，植株经受低温和长日照条件，生长锥开始花芽分化，抽生花薹，花薹筒状，中空，中部膨大，有腊粉，顶端形成花序，能开花结实。顶球洋葱由于花期退化，在花苞中形成气生鳞茎。

功能主治

洋葱含有前列腺素 A，能降低外周血管阻力，降低血黏度，可用于降低血压、提神醒脑、缓解压力、预防感冒。此外，洋葱还能清除体内氧自由基，增强新陈代谢能力，抗衰老，预防骨质疏松，是适合中老年人的保健食物。

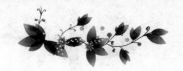

食用药用

1. 洋葱炒肉

材料：葱头，肉，油，料酒，酱油，盐少许，五香粉。

做法：

① 把葱头去掉头尾和外面的老皮，洗净切条、肉切宽丝备用。

② 油热先放几个小一点的葱头用已烧锅，炒出味后放肉、倒点料酒把肉炒到变色，放葱头翻炒，放酱油（我喜欢颜色深的所以放的多）和少许盐，再放上点五香粉（不喜欢的可以不放）炒熟出锅即可。

2. 洋葱炒鸡蛋

材料：鸡蛋 200 克，洋葱 300 克，葱 10 克，姜 10 克，大蒜 10 克。

做法：

① 洋葱洗干净去皮切丝，把鸡蛋加点盐打散。

② 锅中加底油，油热，倒入蛋液炒蛋，然后弄成蛋花盛起来待用。

③ 锅中倒入底油，油热加一点姜片，和辣椒丝（辣椒我是为了配色才加的）爆香一下，倒入洋葱翻炒十来下，然后加盐，鸡精再翻炒几下。

④ 然后盖盖子闷，目的是去除辣味，两分钟后揭盖把鸡蛋倒入，翻炒几下就可以了。

3. 洋葱圈

材料：洋葱一个，鸡蛋 1 个，玉米淀粉，面包糠，盐，黑胡椒粉，油。

做法：

① 将洋葱洗净沥干，剥皮，切去根部，切成圆片，并将其分成一个一个的洋葱圈。圈圈洋葱之间会有一层薄薄的膜，也要去掉。

② 在洋葱圈中放入盐和黑胡椒粉，搅匀后腌制 10 分钟入味。

③ 腌好的洋葱圈先裹上一层淀粉，并抖掉多余的淀粉；再裹上一层蛋液；最后裹上面包糠；

④ 将所有的洋葱圈都裹上面包糠；油温六七热时，放入洋葱圈，小火炸至金黄；捞出沥去多余的油，装盘即可；盛出将油沥干即可。

⑤ 炸洋葱圈挑选的洋葱尽量挑秀气点的，直径尽量"瘦一点"的，这样做出的洋葱圈才"秀气"；另外直接食用就很美味了，但蘸上番茄酱就更美味了

4. 凉拌洋葱

材料：主料：洋葱 1/2 个，芹菜 2 根，辣椒 1 个，蒜末 1 小匙，香菜适量，番茄

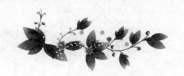

酱 1 大匙，甜辣酱、酱油、糖各 1 小匙，菠萝罐头汁，柠檬汁各 1 大匙。

做法：

① 洋葱切丝，芹菜切段用少量盐稍腌，辣椒切丝，香菜切段，菠萝切小片。

② 将洋葱、芹菜、辣椒、蒜末、菠萝加入调味料一起搅拌，最后再加入香菜拌匀，即可盛盘上桌。

提示：切开洋葱后，要先用冷水冲泡片刻再切，这样就不会泪流满面了。

萝卜：「蔬中最有利者」。
「冬吃萝卜夏吃姜，不劳医生开药方」。

妙用萝卜理气消胀

中药与故事

据传，慈禧有一年做寿，游园看戏又品尝各种寿字图案的佳肴，一时高兴而吃多后病倒了，精力日衰。太医每日给上等人参煎独参汤进行滋补。开始有效，后来非但不效，反而觉得头胀、胸闷、食欲不佳、爱怒、鼻流血。太医无策，即张榜招贤，"凡能医好病者必重赏"。三天后，有位走方郎中（也有资料说是苏州名医曹沧州进京为慈禧治疗），细加琢磨，悟出了太后的发病机制，便揭下皇榜。郎中从

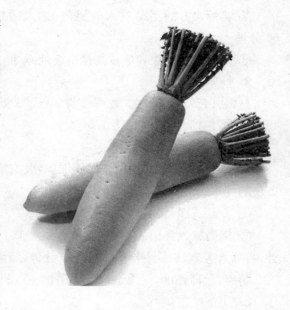

药箱中取出了三钱莱菔子，细研后加面粉用茶水拌，做成粒丸子，用锦帕一包呈上，且美其名曰"小罗汉丸子"，嘱咐每日服 3 次，每次 1 粒。

太后服下一丸止鼻血；两丸下去，除内胀；三丸服下，能吃饭。太后大喜，赐给郎中一个红顶子（是官衔的标志）。当时盛传"三钱莱菔子，换了个红顶子"。

莱菔子就是我们吃的萝卜的种子，萝卜不仅能当菜，还是一种能治疗多种病的药材。

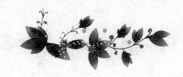

药用部分

本品为十字花科植物萝卜的根。萝卜的种子即是中药的莱菔子。

性味与归经

辛、甘,平。归肺、脾、胃经。

功能与主治

消食除胀,降气化痰。用于饮食停滞,脘腹胀痛,大便秘结,积滞泻痢,痰壅喘咳。

药用食用

1. 白萝卜炖猪蹄

材料:猪蹄1个,白萝卜500克,适量的盐。

做法:

① 猪蹄洗净焯水最洗净备用,白萝卜去皮削皮切成块备用。

② 将焯水好的猪蹄放入砂锅内,加入适量的水中火烧开后,用文炎炖煮60分钟。

③ 加入白萝卜块和适量的盐继续炖煮30分钟可。

2. 炒萝卜丝

材料:白萝卜500克,香葱1棵,大蒜3瓣,食用油25克,香油2小匙,精盐3小匙,白糖1小匙,味精1.5克。

做法:

① 萝卜洗净去皮,用刨子刨成细丝,放淘箩内,撒上精盐腌5分钟,挤去萝卜中的辣水;

② 香葱洗净,切末;大蒜洗净切末;

③ 锅内放入食用油,待油烧热后倒入萝卜丝,加入半匙盐反复炒3~5分钟,再加入葱末、白糖、味精,炒1~2分钟,装盘,加入蒜末、香油拌匀即可。

特点:色泽艳丽,清香适口。如果加一点胡椒粉,味道也很好。

3. 小排炖白萝卜

材料:小排200克,白萝卜500克,适量的大蒜叶。

做法:

① 小排洗净焯水最洗净备用,白萝卜去皮削皮切成块备用。

② 将焯水好的小排放入砂锅内,加入适量的水中火炖煮60分钟。

③ 加入白萝卜块继续炖煮30分钟,加入适量的盐、味精、胡椒粉及大蒜叶拌匀即可。

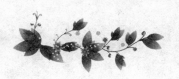

4. 白萝卜清汤

材料：白萝卜约半根，葱花些许，水1 000毫升，盐些许。

做法：

① 白萝卜洗净后切成易入口的小片，葱切葱花。

② 热汤锅，倒入一匙橄榄油，将葱花放入炒香，再放入白萝卜，同样炒出香味。

③ 倒入水，大火煮滚后，转小火炖煮十五分钟，起锅前撒点盐调味即可。

注意事项

1. 萝卜为寒凉蔬菜，阴盛偏寒体质者、脾胃虚寒者不宜多食。

2. 胃及十二指肠溃疡、慢性胃炎、单纯甲状腺肿、先兆流产、子宫脱垂等患者少食萝卜。

3. 萝卜不宜与水果一起吃，日常饮食中，若将萝卜与橘子同食，会诱发甲状腺肿。

4. 萝卜主泻、胡萝卜为补，所以两者最好不要同食。若要一起吃时应加些醋来调和，以利于营养吸收。

5. 生萝卜与人参药性相克，不宜同食，以免药效相反，影响补益效果。

润肺通便食杏仁

中药与故事

《红楼梦》第五十四回里说："众人在大观园夜宴。贾母说：'夜长，不觉得有些饿了。'凤姐儿快回答说：'有预备的鸭子肉粥。'贾母道：'我吃些清淡的罢。'凤姐儿忙说：'也有枣儿熬的粳米粥，预备太太们吃斋的。'贾母笑道：'不是油腻的就是甜的。'凤姐儿又忙说：'还有杏仁茶，只怕也甜。'贾母道：'就是

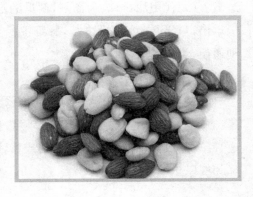

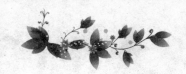

这个也罢了。'"贾母选杏仁茶,是看中了杏仁的医疗价值。《本草求真》说杏仁:"有发散风寒之能,复有下气除喘之功。缘辛则散寒,苦则下气,润则通秘,温则宜淡行痰"。李时珍说:"杏仁能散能除,故可解肌散风,降气润燥。"

相传明代翰林辛士逊有一次外出,夜宿青城山道院,一位道人向他传授一长寿秘方,让他每天吃七枚杏仁,坚持食用,必获大益。这位翰林遵此方坚持不懈,直到老年依然身轻体健,耳聪目明,思维敏捷,长寿不衰。

来 源

本品为蔷薇科植物山杏、西伯利亚杏、东北杏或杏的干燥成熟种子。夏季采收成熟果实,除去果肉及核壳,取出种子,晒干。

性味归经

苦,微温;有小毒。归肺、大肠经。

功能主治

降气止咳平喘,润肠通便。用于咳嗽气喘,胸满痰多,血虚津枯,肠燥便秘。

用 量

4.5~9克,生品入煎剂宜后下。

使用注意

内服不宜过量,以免中毒。

食用药用

1. 五仁丸(《世医得效方》)

桃仁15克,杏仁15克,柏子仁5克,松子仁5克,郁李仁5克,陈皮20克。将五仁别研为膏,入陈皮末妍匀,炼蜜为丸,如梧桐子大,每服五十丸,空心米饮送下。(现代用法:可改为汤剂,剂量酌定,水煎服。)治津枯便秘。大便干燥,难摄难出,口干欲饮,舌燥少苔,脉细涩。方中质润多脂,润燥通便,且降肺气,以利通便,为君药。

2. 麻杏甘石汤(《伤寒论》)

麻黄5克,杏仁9克,甘草6克,石膏18克。以水七升,煮麻黄去上沫,内诸药,煮取二升,去渣,温服一升。治肺热壅盛证,症见身热不解,有汗或无汗,咳逆气急,甚或鼻扇,口渴,舌苔薄白或黄,脉浮滑而数。方中杏仁降气,佐麻黄宣降肺气以止咳平喘。

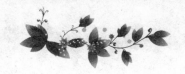

3. 抗肿瘤作用

杏仁抗肿瘤作用主要是由于苦杏仁中含有一种生物活性物质——苦杏仁苷,可以进入血液专杀癌细胞,而对健康细胞没有作用,因此可以改善晚期癌症病人的症状,延长病人生存期。同时,由于含有丰富的胡萝卜素,因此可以抗氧化,防止自由基侵袭细胞,具有预防肿瘤的作用!

4. 美容

杏仁能促进皮肤微循环,使皮肤红润光泽。

5. 降胆固醇

杏仁还含有丰富的黄酮类和多酚类成分,这种成分不但能够降低人体内胆固醇的含量,还能显著降低心脏病和很多慢性病的发病危险。

使用注意

1. 婴儿慎服,阴虚咳嗽及泻痢便溏者禁服。

2. 防中毒及中毒救治:发现中毒后应立即设法催吐,可用筷子、勺子或手指刺激咽后壁,促使病人吐出毒物,有条件者可用 1:1 000 的高锰酸钾水,让病人喝下去再吐出,以洗出胃内残留的毒物。也可用甘草、黑大枣各 120 克煎服,或新鲜萝卜 3～4 斤洗净,捣烂取汁内服,也可用绿豆煎汤或用绿豆粉冲服。经上述处理后,症状不见减轻,应尽快送往医院抢救。

降脂通便瘦身——决明子

中药与故事

从前有个老秀才,还不到六十岁就得了眼病,看东西看不清,走路拄拐杖,人们都叫他"瞎秀才"。

有一天,一个南方药商从他前过,见门前有几颗野草,就问这个草苗卖不卖? 老秀才反过来问:"你给多少钱?"药商说:"你要多少钱我就给多少钱。"老秀才心想:这几棵

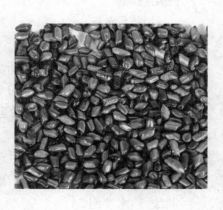

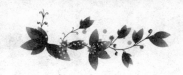

草还挺值钱,就说:"俺不卖"。药商见他不卖就走了。

过了两日,南方药商又来了,还是要买那几棵草。这时瞎秀才门前的草已经长到三尺多高,茎上已经满了金黄色花,老秀才见药商又来买,觉得这草一定有价值,要不然他为何老要买? 老秀才还是舍不得卖。

秋天,这几颗野草结了菱形、灰绿色有光亮的草籽。老秀才一闻草籽味挺香,觉得准是好药,就抓了一小把,每天用它泡水喝,日子一长,眼病好了,走路也不拄拐杖了。又过了一个月,药商第三次来买野草,见没了野草,问老秀才是不是将野草卖了,老秀才就把野草籽能治眼病的事说了一遍。药商这才告诉他:"这草籽是良药,它叫决明子,又叫草决明,能治各种眼病,长服能明目。"此后,老秀才常饮决明子泡的茶,一直到八十多岁还眼明体健,还吟诗一首:"愚翁八十目不瞑,日数蝇头夜点星,并非生得好眼力,只缘长年饮决明。"

来 源

本品为豆科植物决明或小决明的干燥成熟种子。秋季采收成熟果实,晒干,打下种子,除去杂质。

性味归经

甘、苦、咸,微寒。归肝、大肠经。

功能主治

清热明目,润肠通便。用于目赤涩痛,羞明多泪,头痛眩晕,目暗不明,大便秘结。

用 量

9～15克。

食用药用

1. 决明子绿茶

原料:决明子、绿茶各5克。

制法:将决明子用小火炒至香气溢出时取出,候凉。将炒好的决明子、绿茶同放杯中,中入沸水,浸泡3～5分钟后即可饮服。随饮随续水,直到味淡为止。

功效:此茶清凉润喉,口感适宜,具有清热平肝、降脂降压、润肠通便、明目益睛之功效。

2. 决明子茶

原料:决明子。

制法:热水冲泡。

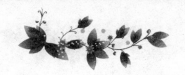

功效:清肝明目,利水通便。

3. 山楂决明子茶

原料:山楂 15 克、决明子 10 克。

制法:干山楂、决明子各 30～50 克,除去杂质后放入保温瓶中,冲入刚烧好的开水,浸泡 1～2 小时后即可当茶饮。饮完 1 瓶后再加开水浸泡饮服,可连续服用 3 次。

功效:降脂降压,长期服用可将血压控制在正常水平。

4. 杞菊决明子茶

原料:枸杞子 10 克,菊花 3 克,决明子 20 克。

做法:将枸杞子、菊花、决明子同时放入较大的有盖杯中,用沸水冲泡,加盖,闷 15 分钟后可开始饮用。当茶,频频饮用,一般可冲泡 3～5 次。

功效:清肝补肝明目。

醋的保健功效

中药与故事

相传白居易闲居履道里时,因其住所与寺院相邻,且与寺僧来往甚密,互有馈赠。一日,神秀长老执酢(醋)到履道里与白居易品茶,闲叙酢之神效。兴致之时,神秀向白居易索句,白居易以酢研墨,挥毫书就:"长生殿上竞争传,老来齿衰嫌茶淡。无契之处谁相依,疾酢倍觉酸胜甜。"这首藏头诗暗藏"长老无疾"四字,喻指神秀长老因经常食酢而能长寿健康。

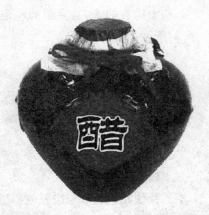

醋在古代称"酢"[zuò],酢[zuò]字出现在周代以前,周王室中已有"酢人",专管王室中酢的供应,日本现仍用酢字称醋。

来源

为以米、麦、高粱或酒、酒糟等酿成的含有乙酸的液体。

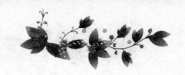

食用药用

1. 解腥

在烹调鱼类时可加入少许醋,可破坏鱼腥。

2. 祛膻

在烧羊肉时加少量醋,可解除羊膻气。

3. 添香

在烹调菜肴时加少许醋能使菜肴减少油腻增加香味。

4. 催熟

在炖肉和煮烧牛肉、海带、土豆时加少许醋可使之易熟易烂。

5. 消肿

在患处微肿而未化脓前,以棉花蘸醋擦拭可以消肿。

6. 治失眠

睡前饮一杯冷开水加一汤匙醋,便易入睡。

7. 治头痛、头晕

以浸过醋之热毛巾覆于额头,可治头痛、头晕。

8. 光嫩皮肤

用醋王与甘油的混合液涂抹皮肤,能使皮肤细嫩光滑。

9. 治脚气

初患脚气的人,若将患部浸泡于少许醋与 40 ℃温水的混合液中约十五分钟,持续两周即见成效。

润肠通便话麻油

中药与故事

治疗便秘从长远来说要改善生活习惯,但排不出便憋得难受时,可试试这个能解决燃眉之急的小妙招——吃点面条,多放点麻油,再加几条菜心,比吃香蕉管用得多。

肠胃对油的消化量有限,若摄油量比正常大好几倍,吸收不了的油分便直接进入大肠,起到润滑肠道的功效。临床上,医师也有往肠梗阻病人的胃管注

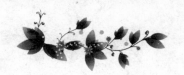

入 30～40 毫升麻油的做法。当然，其他食用油也可以，但麻油口感更佳。

来 源

本品为胡麻科植物芝麻的成熟种子用压榨法得到的脂肪油。

功能主治

内服可润肠、润肺；外敷用治疗外伤，如烫伤、烧伤、疮等，用麻油和（拌）药（粉状），敷在患处，不干不裂，好得快。

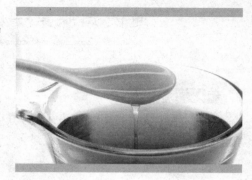

用 量

口服，一次 20～80 毫升。

食用药用

1. 延缓衰老

纯麻油含丰富的维生素 E，具有促进细胞分裂和延缓衰老的功能。

2. 保护血管

纯麻油含有非常丰富的亚油酸、棕榈酸等不饱和脂肪酸，容易被人体分解吸收和利用，以促进胆固醇的代谢，并有助于消除动脉血管壁上的沉积物。

3. 润肠通便

习惯性便秘患者，早晚空腹喝一口纯麻油，能润肠通便。

4. 减轻烟酒毒害

有抽烟习惯和嗜酒的人经常喝点纯麻油，可以减轻烟对牙齿、牙龈、口腔黏膜的直接刺激和损伤，以及肺部烟斑的形成，同时对尼古丁的吸收也有相对的抑制作用。饮酒之前喝点纯麻油，则对口腔、食道、胃贲门和胃黏膜起到一定的保护作用。

5. 保护嗓子

常喝纯麻油能增强声带弹性，使声门张合灵活有力，对声音嘶哑、慢性咽喉炎有良好的恢复作用。

6. 治疗鼻炎

慢性鼻炎患者，用消毒棉球蘸取香油涂于鼻腔患处，有很好的效果

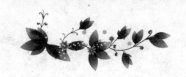

通便润肤第一美食——蜂蜜

中药与故事

人类自古懂得，蜂蜜入药入膳，其味甜美，妙不可言，故称无价之宝。

几千年以前的埃及贵族女性已经在用蜂蜜延缓衰老，据史料记载，古埃及的 900 多种保养品里就有 500 多种含蜂蜜。

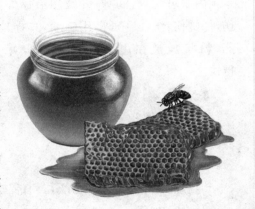

相传 1700 年前玛丽皇后有惊人的美貌，虽然民众都说她是吃了返老还童药，但只有她自己明白，她用樱桃加上蜂蜜做化妆水，靠这种自然的香气虏获了路易十六的心。1840 年，法国娇兰就被蜂蜜的丰润质地和非凡修复力所折服，推出了"杏仁蜂蜜膏"。

来 源

本品为蜜蜂科昆虫中华蜜蜂或意大利蜂所酿的蜜。春至秋季采收，滤过。

性味归经

甘，平。归肺、脾、大肠经。

功能主治

补中，润燥，止痛，解毒。用于脘腹虚痛，肺燥干咳，肠燥便秘；外治疮疡不敛，水火烫伤。

用 量

15～30 克。

食用药用

1. 蜂蜜萝卜

取鲜白萝卜洗净，切丁，放入沸水中煮沸捞出，控干水分，晾晒半日，然后放锅中加蜂蜜 150 克，用小火煮沸调匀，晾冷后服食。

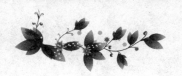

2．蜂蜜鲜藕汁

取鲜藕适量，洗净，切片，压取汁液，按 1 杯鲜藕汁加蜂蜜 1 汤匙的比例调匀服食。每日 2～3 次。

3．鲜百合蜂蜜

鲜百合 50 克，蜂蜜 1～2 匙。百合放碗中，加蜂蜜拌和，上屉蒸熟。睡前服，适宜于失眠患者常食。

4．芹菜蜜汁

鲜芹菜 100～150 克，蜂蜜适量。芹菜洗净捣烂绞汁，与蜂蜜同炖温服。每日 1 次。

6．蜜奶饮

蜂蜜 50 毫升，牛奶 50 毫升，黑芝麻 25 克。黑芝麻捣烂，同蜂蜜、牛奶调和，早晨空腹温开水冲服。适宜于产后血虚。肠燥便秘。

7．蜜酥粥

蜂蜜适量，酥油 30 克，粳米 50 克。先将粳米加水煮粥，入酥油及蜂蜜，稍煮。

8．白醋加蜂蜜

每日早、午、晚各喝一杯加上两汤匙醋和两汤匙蜂蜜的水，喝一个月后，效果就会出现。值得注意的是要用白醋，因为黑醋含钠量较白醋高，对高血压或有心血管疾病的患者较为不利。

9．蜂蜜绿茶减肥

蜂蜜和茶的味道可按个人口味而选择，但要以成分纯正和天然有机者为佳；最好喝矿泉水或净化水、不含杂质的优质水。每杯蜂蜜饮料调制分量是 150 毫升清水或茶加入 1～2 汤匙蜂蜜（约 10～20 克）；期间要大量喝清水，有助身体排毒。

第九章
家庭优选养生保健药材

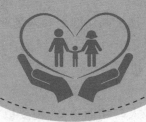

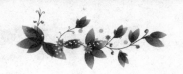

发散风寒的淡豆豉

豆豉：「入发散药，陈者为胜；入涌吐药，新者为良」。

149

传说唐代文学家王勃在为滕王阁作序的时候，与中药豆豉还有一段有趣的故事。

话说王勃一气呵成写下《滕王阁序》后，阎都督不由为其拍案称绝。他为王勃专门设宴。连日宴请，阎都督贪杯又感外邪，只觉得浑身发冷，汗不得出，骨节酸痛，咳喘不已，胸中烦闷，夜不得寐。众医都主张以麻黄为君药诊治。

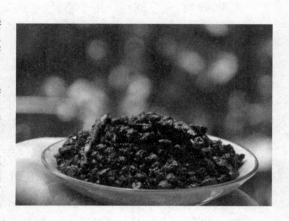

谁知，这个阎都督最忌麻黄，众人一筹莫展之际，王勃正好前来告辞，他听说此事后，不觉想起几天前自己在河旁遇见的情景：在沙滩上，王勃见一位老翁正在翻晒大豆，老人指了指茅屋前的两口大缸。王勃迈前几步，见一口缸里浸泡着药汁。他在长安跟名医学过草药，能认出是辣蓼、藿香、苏叶、荷叶。老人见他识药，指着另一缸说："这是麻黄浓煎取汁，两缸药汁相混，用以泡浸大豆，再煮熟发酵，做成豆豉，便可以做小菜。"

今天，王勃见众医束手无策，心想："都督久霸一方，无法勉强。然而，麻黄是方中要药，不用则无可治疗，古人用豆卷代之称为过桥麻黄，我何不用豆豉呢？"于是，他把想法说了出来。但众名医和阎都督都直摇头。在王勃竭力相劝下，阎都督连服了三天，果真见效：汗出喘止，胸闷顿减，能安然入睡，几天后痊愈。不日，阎都督又上滕王阁为王勃饯行，取重金相谢。王勃固辞不受："河旁老翁独家经营豆豉，深受百姓喜爱。都督若要谢我，何不扩大作坊，使其不至失传。"阎都督含笑点头。

从此，豆豉不仅享誉洪州，而且行销大江南北，至今不衰。

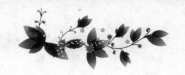

本品为豆科植物大豆的成熟种子的发酵加工品。

性味归经

苦、辛，凉。归肺、胃经。

功能主治

解表，除烦，宣发郁热。用于感冒、寒热头痛，烦躁胸闷，虚烦不眠。

用 量

6～12克。

食用药用

1. 孩子积食发烧良方——三豆饮

① 绿豆、黑豆、黄豆、淡豆豉各一小把（20～30粒即可，不宜过多。淡豆豉要从中药店买）；② 放入炖锅或砂锅（家中熬药的锅都可以），加入四倍或稍多一些的水（因为炖的时间较长，水不宜过少）。大火熬开后转小火，炖两小时或两小时以上。③ 炖好后过滤一小碗。剩下的边喝边热就可以。④ 一次一小碗。此为一天的量，当成开水频服。⑤ 用炖药的炖锅或砂锅，至少炖两小时才有效。

只针对积食发烧，感冒发烧不适合。积食发烧没有任何鼻涕咳嗽嗓子痛等感冒症状，有舌苔白厚或黄厚的特点，嘴里有口气，有时会肚子鼓胀，一般在吃完奶油蛋糕的奶油或过食鱼类肉类容易积食发烧。小婴儿可以一次少喝，多喝几次。不习惯豆汤味，可以加入少量冰糖。第一次喝过一小碗后温度有所下降，就说明对症，坚持继续服完，烧退即可。如果温度不降，说明不对症，请勿继续服用。

2. 葛粉之淡豆豉羹

原料：葛粉250克，荆芥穗50克，淡豆豉150克

制法：将葛粉捣碎成细粉末，再制成面条；把荆芥穗和淡豆豉用水煮六七沸，去渣取汁，再将葛粉面条放入淡豆豉汁中煮熟。

功效：滋肝，祛风，开窍。适用于中风、言语謇涩、神志昏聩、手足不遂、中老年人脑血管硬化及预防中风等。

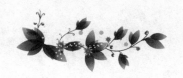

慢性咽炎首选罗汉果

中药与故事

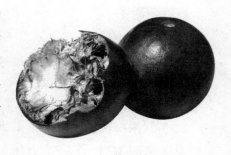

在很久以前，广西瑶寨有一位姓罗的樵夫，和母亲相依为命，一年秋天，樵夫的母亲患了风寒证，整天咳喘不已，异常痛苦。樵夫看在眼里，痛在心上，但是家中一贫如洗，一日两餐尚难保证，无奈，他只好更加辛劳地上山砍柴，希望以卖柴所得的微薄银两为母亲求医问药。

一天清晨，樵夫在山上砍柴时，被一只奇大无比的马蜂蜇在手臂上被蜇处立即变得红肿起来，疼痛不已。无奈之下，他只好强忍着剧痛和头晕心悸等不适，踉踉跄跄地向山下走去。

不经意间，他闻到一阵沁人心脾的水果般的香味。环顾四周，他看见眼前不远处长着一团团一簇簇的青藤，青藤上结满了一只只不知名的形似葫芦的野果。又饿又累的他心中一喜，三步并作两步走上前去，摘下一只，狼吞虎咽地吃了起来。没想到这野果不仅香甜可口，而且清凉怡人，与自己被马蜂蜇伤的红肿热痛形成鲜明的对比。于是，他突发奇想：说不定以清凉的果汁涂在伤口上会缓解疼痛呢！于是，他把果汁往伤口上涂。即时，他感到伤处有一种说不出的清凉！更令他意想不到的是，伤处的疼痛竟开始缓解，没过多久，伤处红肿疼痛消失，仿佛未曾被马蜂蜇过一般。惊喜之余，他便摘了好些野果带回家中，给患病的母亲当水果吃。

樵夫的母亲吃了这种野果后，第一天觉得清凉润喉，神清气爽；第二天觉得咳喘有所减轻。

来源

本品为葫芦科植物罗汉果的干燥果实。秋季果实由嫩绿变深绿色时采收，晾数天后，低温干燥。

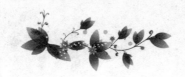

甘,凉。归肺、大肠经。

功能主治

清热润肺,滑肠通便。用于肺火燥咳,咽痛失音,肠燥便秘。

用　量

9～15克。

食用药用

1. 罗汉果肉汤

罗汉果30～60克,猪瘦肉100克。罗汉果打破,猪肉切成片,加水适量,煮熟,稍加食盐调味服食。本方取罗汉果清肺润燥、止咳,猪瘦肉补虚益血。用于久咳肺虚有热或肺痨咳嗽。

2. 罗汉果柿饼汤

罗汉果30克,柿饼15克。加水煎汤饮。本方有清热润肺,止咳利咽的作用。用于百日咳,咳嗽咽干,咽喉不利。

3. 罗汉果猪肺汤

罗汉果1个,猪肺适量,煲服。本方对滋补肺阴、治疗气管炎、肺结核有一定的功效。

4. 治百日咳:罗汉果1个,鱼腥草 、一箭球各30克。水煎服。

5. 罗汉果益母草汤

罗汉果15克,益母草10克,水煎服。本方用于妇女咳嗽、月经不调。

6. 减肥健身汤:罗汉果10克,山楂片10克。把罗汉果洗净、压碎,与山楂用250克净水于锅中煎煮,上火煮熟后,去渣留汁倒入杯中,如加蜂蜜适量味道更佳。

解毒利咽的小菜——桔梗

中药与故事

相传有一个女孩子叫桔梗,与一名男孩相爱,但那个男孩去了遥远的地方学习仙术。桔梗就在原地等啊等,一直等到化身为花朵。因此桔梗花有一个花

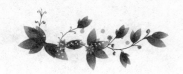

语为"无望的爱"。那个男孩回来后，得知了桔梗的故事，内心愧疚，于是陪在桔梗左右，生生世世。桔梗给了他一世，他却给了桔梗生生世世，因此桔梗的另一个花语为"永恒的爱"。

来　源

本品为桔梗科植物桔梗的干燥根。春、秋两季采挖，洗净，除去须根，趁鲜剥去外皮或不去外皮，干燥。

性味归经

苦、辛，平。归肺经。

功能主治

宣肺，利咽，祛痰，排脓。用于咳嗽痰多，胸闷不畅，咽痛，音哑，肺痈吐脓，疮疡脓成不溃。

用　量

3～9克。

食用药用

1. 桔梗菜

制作方法：① 鲜桔梗先用水泡一下，将姜、葱、蒜切碎，虾酱剁碎；② 准备好味精、盐、白糖、辣椒面；③ 梨、苹果去皮，用搅拌机打成泥状；④ 将所有调料放入小盆里，在把打好的苹果泥梨泥倒入小盆里拌匀，再放一勺熟白芝麻；⑤ 搅拌均匀；⑥ 桔梗沥干水，用盐反复的搓洗，这样是为了去除桔梗的苦味，再用清水洗几遍；⑦ 攥干桔梗，放入一个大点儿的容器里，倒入拌好的调料；⑧ 戴上一次性手套，用手抓匀拌匀后装盘即可食用。

2. 银翘散（《温病条辨》）

连翘9克，银花9克，苦桔梗6克，薄荷6克，竹叶4克，生甘草5克，荆芥穗5克，淡豆豉5克，牛蒡子9克，芦根9克。主治温病初起。方中桔梗清利咽喉，是属佐使之用。

3. 桑菊饮（《伤寒论》）

桑叶7.5克，菊花3克，杏仁6克，连翘5克，薄荷2.5克，桔梗6克，甘草2.5克，苇根6克。水两杯，煮取一杯，日两次服。主治风温初起。方中桔梗清利咽喉。

桔梗：「为气分之药，上中下皆可治也」。

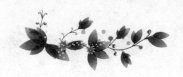

4. 止嗽散（《医学心悟》）

桔梗、荆芥、紫菀、百部、白前、甘草各 3 克，陈皮 6 克。共为末，每服（6～9克）开水调下，食后，临卧服，初感风寒，生姜汤调下。主治风邪犯肺证。方中桔梗味苦辛，善于开宣肺气。

5. 治牙疳臭烂

桔梗、茴香等份，烧研敷之。（《卫生易简方》）

清肺利咽的藏药余甘子

中药与故事

余甘子，又称余甘果、油甘子、喉甘子、牛甘子、望果等，在印度被奉为圣果。据传明朝正德皇帝下江南时，曾品尝过惠安南田的一株余甘子树的果实，并诰封为"皇帝甘"。这株余甘子的树龄已高达 630 多年，虽然清朝时被雷电劈成两半。但至今仍郁郁葱葱，而且每年结果。此树已被引入重点文物保护古树，前往参观的人络绎不绝。

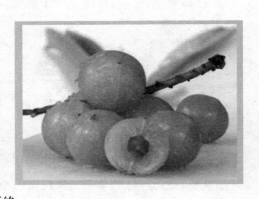

闽南民间有谚语："甘回味甜，越吃越少年"，还有"余甘吃了回味甜，老人吃了变少年"的民谣。

来　源

本品系藏族习用药材，为大戟科植物余甘子的干燥成熟果实。冬季至次春果实成熟时采收，除去杂质，干燥。

性味归经

甘、酸、涩、凉。归肺、胃经。

功能主治

清热凉血，消食健胃，生津止咳。用于血热血瘀，消化不良，腹胀，咳嗽，喉痛，口干。

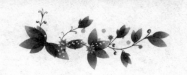

用　量

3～9克,多入丸、散服。

食用药用

1. 直接食用

新鲜食用,或者蘸点盐、辣椒粉,直接食用或去核单取果肉,放在木臼里春成果泥,依个人口味差异,加入不同的调料食用,别具风味。或放入土制陶罐里,以盐水浸泡,并加入小米辣、生姜、肉桂等调料,几天之后就可食用,随取随吃,可从年头吃至年尾。消食化积,开胃解腥。

2. 余甘子酒

用余甘子果实浸泡在玉米酒或糯谷酒中,数天后饮用,此酒具有消炎、解毒之功效。

3. 治感冒发热、咳嗽、咽喉痛等

每用余甘子鲜果10～30个,水煎服。

4. 治哮喘

余甘子21个,先煮猪心肺,去浮沫再加余甘子煮熟连汤吃。

5. 治高血压病

余甘子鲜果5～8枚生食,日服2次。

注意事项

一般人均可食用,尤其适用血热血瘀、消化不良者、咳嗽喉痛者。但脾胃虚寒腹泻者慎食;孕妇忌食。

余甘子的食用禁忌:不宜与辛辣、鱼类食物同食。

百合安神能润肺

中药与故事

传说是早年间四川一带有个国家叫蜀国,国君与皇后恩爱有加,他们生有一百个王子。后国君又娶了一个年轻貌美的妃子,并给老国君生了一个小王子。

王妃想让自己生的这个小王子继承王位,于是就向国君进谗言,说皇后教唆着那一百个王子要造反。国君年纪大了,不免昏庸、不辨是非,就下令将皇后

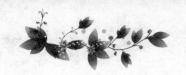

和一百个王子都驱赶出境。

蜀国的邻国叫滇国，滇国早就想侵占蜀国的土地，见蜀国国君如此昏庸无道，便发兵攻打蜀国。

蜀国因为国君宠幸王妃，听信谗言、文武大臣人心涣散，都不愿为国君效力。所以滇国的军队攻城夺池，很快就逼近蜀国国都了，形势万分危急。

国君束手无策，只好亲自督阵，可是他年岁大了，体力不济，加上威信丧失，军队中人人只顾自保性命，无人肯冲锋陷阵。正在这时候，国君忽然看见远远来了一队人马，人数不多，却英勇异常，直奔入敌人阵营，一阵猛冲猛杀，竟然把敌军杀得人仰马翻，原来这一支仿佛从天而降的援军，竟然是被国君驱逐出宫的一百个王子，以及他们带领的家臣们。

国君老泪纵横，激动得说不出话来。后面当然是接回了皇后和一百个王子，王妃也知错认错了。

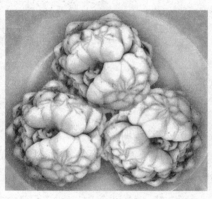

以后不久，奇怪的事发生了。在王子们当年与敌军作战的高山林下，不知不觉地长出了一种奇异的植物。后来，人们根据它的地下茎层层叠合的特点，并联想到百子合力救蜀王的故事，便给它取了一个象征兄弟团结意义的名字——百合。

来　源

本品为百合科植物卷丹、百合或细叶百合的干燥肉质鳞叶。秋季采挖，洗净，剥取鳞叶，置沸水中略烫，干燥。

性味归经

甘，寒。归心、肺经。

功能主治

养阴润肺，清心安神。用于阴虚久咳，痰中带血，虚烦惊悸，失眠多梦，精神恍惚。

用　量

6～12克。

食用药用

1. 润肺止咳

实用家庭卫生保健

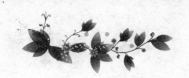

百合鲜品含黏液质,具有润燥清热作用,用之治疗肺燥或肺热咳嗽等常能奏效。

2. 宁心安神

百合入心经,性微寒,能清心除烦,宁心安神,用于热病后余热未消、神思恍惚、失眠多梦、心情抑郁、喜悲伤欲哭等病症。

3. 美容养颜

百合洁白娇艳,鲜品富含黏液质及维生素,对皮肤细胞新陈代谢有益,常食百合,有一定美容作用。

4. 防癌抗癌

百合含多种生物碱,对白细胞减少症有预防作用,能升高血细胞,对化疗及放射性治疗后细胞减少症有治疗作用。百合在体内还能促进和增强单核细胞系统和吞噬功能,提高机体的体液免疫能力,因此百合对多种癌症均有较好的防治效果。

5. 百合莲子汤

做法:将干百合,干莲子和黄花各用温水洗净,放入盆内加清水,蒸熟后加入冰糖,再蒸化冰糖即可。早晚空腹时喝。

功效:润肺,养神,健肤,美容。

6. 绿豆百合粥

原料:免淘优质粳米 50 克,绿豆 50 克,干百合 15 克,大枣 10 枚。

制法:① 粳米用水轻漂 1 次,绿豆、百合洗 3 遍,大枣洗净去核,共放高压锅内;② 加水 1500~2000 毫升,用大米煮至上气,加盖继续用小火焖 20 分钟。③ 停火后不开盖,自然放冷后食用。

功效:清热,宁心,除烦。

百合:「清痰火,补虚损」。

专治慢性咽炎的良药胖大海

中药与故事

在古代,有个叫朋大海的青年跟着叔父经常船从海上到安南(今越南)大洞山采药。大洞山有一种神奇的青果能治喉病,给喉病病人带来了福音,但大洞

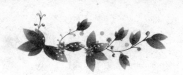

山上有许许多多野兽毒蛇出没，一不小心就会丧命。朋大海很懂事，深知穷人的疾苦，他和叔父用采回来的药给穷人治病，少收或不收钱，穷人对大海叔侄非常感激。

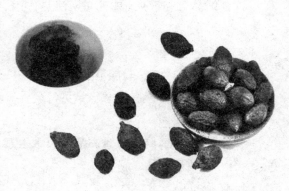

有一次叔父病了，大海一人到安南大洞山采药，一去几个月不回来，后来人们得知他是被白蟒吃掉了。大海的父母知道后大哭，邻友们也跟着伤心流泪，说他是为百姓而死，大家会永远记住他，便将青果改称"朋大海"。又由于大海生前比较体形胖，所以也有人叫其"胖大海"。

来 源

本品为梧桐科植物胖大海的干燥成熟种子。

性味归经

甘，寒。归肺、大肠经。

功能主治

清热润肺，利咽解毒，润肠通便。用于肺热声哑，干咳无痰，咽喉干痛，热结便闭，头痛目赤。

用 量

2～3枚，沸水泡服或煎服。

食用药用

1. 胖大海茶

原料：胖大海3枚。

做法：开水冲泡，代茶饮。

功效：生津止渴，利咽开音。对声音嘶哑、咽部干燥、红肿疼痛等有效。

2. 胖大海利咽茶

原料：胖大海2枚，蝉蜕5枚，僵蚕10克。

制法：沸水冲泡10分钟后饮用。

功效：具有开间利喉之功效。对声音嘶哑有效。

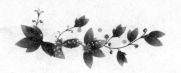

3. 胖大海清凉茶

材料：胖大海，菊花。

做法：准备好食材，把两个胖大海、适量菊花和冰糖放入玻璃杯中，注入烧开的纯净水。

使用注意

胖大海性味甘寒，功效为开肺气、清肺热、润肠通便、利咽解毒等，尤适于"开音治喑"。临床上常用来治疗发音突然嘶哑伴有咳嗽、口渴、咽痛或高声呼叫而致的声音嘶哑等症。因而有些人把胖大海当作治疗音哑的特效药，甚至把胖大海作为保健饮料长期泡服。这样做往往适得其反，引起诸多不良反应，造成中焦脾胃虚寒、大便溏泄，饮食减少、脘腹痞闷不适，甚至出现消瘦等副作用。

颈僵颈痛多吃葛根

葛根：主治『消渴、身大热、呕吐、诸痹，起阴气，解诸毒』。

159

中药与故事

相传盛唐年间有一对夫妻，男称付郎，女叫畲女，男读女耕，十年寒窗，付郎高中进士。本是喜从天降，付郎却烦恼满怀，只因长安城里富家女子个个艳若牡丹，丰盈美丽，想妻子长年劳作，瘦弱不堪，于是有心休掉畲女。他托乡人带信回家，畲女打开只见两句诗"缘似落花如流水，驿道春风是牡丹"，畲女明白付郎要将自己抛弃，终日茶饭不思，

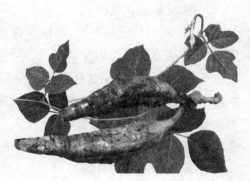

以泪洗面，更是容颜憔悴。山神得知后，怜爱善良苦命的畲女，梦中指引畲女每日到山上挖食葛根，不久，畲女竟脱胎换骨，变得丰盈美丽，光彩照人。付郎托乡人带信回家后，思来想去：患难之妻，怎能抛弃?！ 于是快马加鞭，赶回故里，竟发现妻子变得异常美丽，大喜过望。后夫妻团圆，共享荣华。从此畲族女子便有了吃食葛根的习俗，而且个个胸臀丰满，体态苗条，肤色白皙。

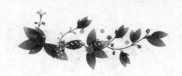

来 源

本品为豆科植物野葛的干燥根。习称野葛。秋、冬两季采挖,趁鲜切成厚片或小块;干燥。

性味归经

甘、辛,凉。归脾、胃经。

功能主治

解肌退热,生津,透疹,升阳止泻。用于外感发热头痛、项背强痛,口渴,消渴,麻疹不透,热痢,泄泻;高血压颈项强痛。

用 量

9～15 克。

食用药用

1. 葛粉糊

① 取 2 勺葛粉倒进碗里。② 倒入少量凉白开水,用筷子搅拌,使其完全溶解。注意必须是凉开水,热的这时候倒下去会凝成块,水不要太多也不要太少。③ 倒入白开水,同时迅速用筷子顺时针搅拌,边倒边不停搅拌,直至成半透明的糊。④ 加入白糖或盐搅拌即可享用。也可以加入蜂蜜,效果更佳。

2. 桂枝葛根鸡翅汤

① 准备食材:桂枝 3 克、葛根 6 克、鸡翅 4 只、胡萝卜一段,小油菜 2 棵、水适量。② 胡萝卜刻花切片备用。③ 鸡翅斩小块入开火中焯去血水。④ 锅上火加入食用油小火煎至变色捞出。⑤ 砂锅内加入清水冲洗过的葛根和桂枝加入清水约 1 500 克。⑥ 大火烧开转小火煮约 15 分钟后滤渣留汁。⑦ 在汤汁中加入鸡翅煮中火 5 分钟。⑧ 最后放入上海青(小油菜)大火一开即可记得加入适量的盐调味。

3. 粉葛赤小豆龙骨汤

① 赤小豆泡水,没时间亦可免去其步骤,但熬煮的时间更长。② 龙骨洗干净,然后飞水一次(焯水)。③ 粉葛去皮,洗干净,切成一块块。④ 锅里再备冷水,把焯水后的龙骨放进去,加入粉葛,加入赤小豆,蜜枣一个,大火烧开后,掠去表面浮沫,倒入砂锅慢熬 2 个小时。喝前加盐调味即可(也可以把所有材料直接倒入砂锅,时间较长点)。

4. 葛根煲猪尾

① 葛根 350 克,猪尾巴 600 克,姜片、新会陈皮、薏米、赤小豆、无花果适量。

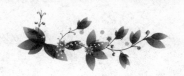

② 猪尾处理干净，和姜片一起冷水下锅。③ 焯掉血水，过清水洗净沥干备用。④ 赤小豆、薏米、陈皮、无花果等洗净备用。⑤ 葛根洗净表面污泥，尽量不去皮，因为皮的清热效果很好。⑥ 把葛根切成适量大小的片状，方便出味。⑦ 把所有汤料都入砂锅，一次性加入足够的清水。⑧ 大火煮开，有血沫就捞掉，然后转小火煲约 2 小时。⑨ 食用前加盐调味即可。

养血助眠佳品龙眼肉

中药与故事

古代江南某地有一个钱员外，年过半百膝下无子。钱员外连娶三房妻室，总算在 53 岁时得了一个儿子。晚年得子，合家欢喜，取名钱福禄。小福禄娇生惯养，又瘦又矮，10 岁的他看上去仍像四五岁。远房亲戚王夫人对钱员外说："少爷若要强身健体，非吃龙眼不可。"王夫人讲了有关龙眼来历的传说：哪吒打死了东海龙王的三太子，还挖了龙眼。这时正好有个叫海子的穷孩子

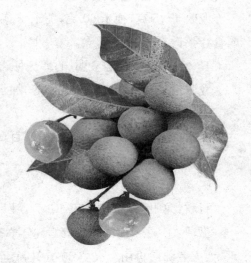

生病，哪吒便把龙眼让他吃了。海子吃了龙眼之后病就好了，长成彪形大汉，活了 100 多岁。海子死后，家家种植龙眼树，人人皆食龙眼肉。

钱员外派人去东海边采摘龙眼，并加工制成龙眼肉，蒸给福禄吃，日深月久，福禄果然身体强壮起来。

来源

本品为无患子科植物龙眼的假种皮。夏、秋两季采收成熟果实，干燥，除去壳、核，晒至干爽不黏。

性味归经

甘，温。归心、脾经。

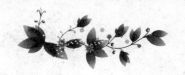

功能主治

补益心脾，养血安神。用于气血不足，心悸怔忡，健忘失眠，血虚面黄。

用　量

9~15克。

食用药用

1. 治疗脾虚泄泻

龙眼干14粒，生姜3片，煎汤服（《泉州本草》）。

2. 治疗产后浮肿

龙眼干、生姜、大枣，煎汤服（《泉州本草》）。

3. 治疗思虑过度、劳伤心脾、虚烦不眠

龙眼干15克，粳米60克，莲子10克，芡实15克，加水煮粥，并加白糖少许（《食疗粥谱》）。

4. 治疗贫血、神经衰弱、心悸怔忡、自汗盗汗

龙眼肉4~6枚和莲子、芡实等，加水炖汤，于睡前服（《食物中药与便方》）。

5. 龙眼酒

龙眼肉不拘多少，上好烧酒内浸百日，常饮数杯（《万氏家抄方》）。

功效：温补脾胃，助精神。

6. 龙眼肉粥

材料：龙眼肉15克，红枣15克，粳米100克。

做法：① 粳米淘洗干净，红枣洗净备用；② 将粳米和龙眼肉、红枣放入清水，大火煮沸后再用文火熬30分钟，直至米煮烂，加适量白糖。

功效：健脾养心，补血安神。

7. 龙眼莲子粥

原料：龙眼肉15克，莲子肉15克，红枣5枚，白糖2大匙。

做法：① 将莲子去皮，去心，洗净；备用。② 红枣去核；糯米用清水反复淘洗干净，除去泥沙杂质，备用。③ 将糯米倒入铝锅内，加入红枣、莲子肉、龙眼肉、白糖，水适量，置旺火上烧沸，再用小火熬煮至熟即成。

千古安神第一药——酸枣仁

中药与故事

相传,唐永淳年间,相国寺一僧癫狂,妄哭妄动,狂呼奔走已半年,百医无效。孙思邈用朱砂一两,酸枣仁、乳香各半两,研末调酒服下,以微醉为度,服毕请其卧睡。酒醒后僧愈。

来源

本品为鼠李科植物酸枣的干燥成熟种子。秋末冬初采收成熟果实,除去果肉及核壳,收集种子,晒干。

性味归经

甘、酸,平。归肝、胆、心经。

功能主治

补肝,宁心,敛汗,生津。用于虚烦不眠,惊悸多梦,体虚多汗,津伤口渴。

用量

9~15克。

贮藏

置阴凉干燥处,防蛀。

食用药用

1. 治虚劳虚烦,不得眠

酸枣仁二升,甘草一两,知母二两,茯苓二两,川芎二两。上五味,以水八升,煮酸枣仁得六升,纳诸药煮取三升,分温三服。

2. 治心脏亏虚

酸枣仁(微炒,去皮)、人参各一两,辰砂(研细,水飞)半两,乳香(以乳钵坐水盆中研)一分。上四味研末,炼蜜丸如弹子大。每服一粒,温酒化下,枣汤亦得,空心临卧服。

酸枣仁:「疗胆虚不得眠,烦渴虚汗之症」。

163

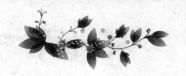

3. 治睡中盗汗

酸枣仁、人参、茯苓各等分。上为细末,米饮调下半盏。

4. 治骨蒸,心烦不得眠卧

酸枣仁二两,以水两大盏半,研滤取汁,以米两盒煮作粥,候临熟,入地黄汁一盒,更微煮过,不计时候食之。

5. 酸枣仁粥

酸枣仁 10 克,生地黄 15 克,粳米 100 克。枣仁、地黄水煎取汁,入粳米煮粥食。

功效:滋养安神,养阴清心。

6. 枣仁人参粉

酸枣仁 20 克,人参 12 克,茯苓 30 克。共研为细末。每次5~6克,温水送服。亦可入粥中煮食。

功效:补气,安神,敛虚汗。

心脑血管病克星——白果

中药与故事

当年岳飞在扬州、泰州一带抗击金兵,因为连年的战争,百姓民不聊生、流离失所,当地的许多青壮年男子被金兵掳去做了奴隶。岳飞经过泰兴的张河、毛群、纪沟等村庄时发现当地土地荒芜、村中皆是妇孺,不见男丁,岳飞感慨万千并立下大志,一定要将金兵逐出大宋疆土,于是日夜操练军队。然而金兵化装成村民在宋军驻扎的河中投毒,岳家军及村民们饮用了河水后变得浑身无力、精气全无,完全丧失了战斗力。岳飞找了许多名医郎中皆无办法。一日午夜,岳飞巡视完部队后昏昏欲睡,梦见一老者在河边钓鱼,岳飞上前劝说老者河水有毒,老者听完哈哈大笑,说:"此乃仙女河,我自有解毒之法,而且此法就在你手中。"岳飞正要上前请教,然而老者飘然而去。岳飞从梦中醒来,发现手中有两棵金灿灿的种子,于是就将种子种在了河的两岸,第二天神奇的种子就长大成了两株大树,一棵挺拔遒劲(雄树),一棵亭亭玉立(雌树)。岳飞让人将雄树上的花和叶撒入河中后让士兵饮用河水,士兵们顿时体力大增,精气十足,村

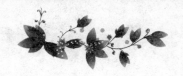

民食用雌树上的果实后强身健体、百病全无，于是将这两棵树叫银杏树。

来 源

本品为银杏科植物银杏的干燥成熟种子。秋季种子成熟时采收，除去肉质外种皮，洗净，稍蒸或略煮后，烘干。

性味归经

甘、苦、涩，平；有毒。归肺经。

功能主治

敛肺定喘，止带浊，缩小便。用于痰多喘咳，带下白浊，遗尿、尿频。

用 量

4.5～9克。

食用药用

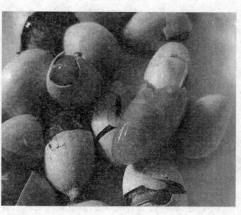

1. 白果全鸭

材料：白果200克，水盆鸭1只（约1 000克），猪油500克，胡椒粉、料酒、鸡油、姜、葱、食盐、味精、花椒、清汤、淀粉各适量。

做法：将白果带壳放入锅内，用沸水煮熟，捞出，去皮膜，切去两头，去心，再用开水焯去苦水，在猪油锅中炸一下，捞出待用。另将水盆鸭洗净，整净，用食盐、胡椒粉、料酒，再将鸭身内外抹匀后，放入盆内，加入姜、葱、花椒，上笼蒸1小时取出。拣去姜、葱、花椒，用刀从背脊处切开，去净全身骨头，铺在碗内，齐碗口修圆，修下的鸭肉切成白果大小的丁粒，与白果拌匀，放于鸭脯上。把原汁倒入，加汤上笼蒸30分钟，至鸭肉熟烂，即翻入盘中。然后在锅内掺清汤，加入余下的料酒、盐、味精、胡椒面，用水淀粉勾芡，淋在鸭面上即可。

功效：养肺润肺。

2. 白果祛痘粥

材料：白果约30克，大米约100克，白糖约20克。

制作：① 先将白果去壳、去心；② 把白果和大米淘洗干净，将它们一同放入锅内，加入适量清水；③ 先放置在武火上煮沸，再用文火煮半小时。就可以食用了，也可以加入白糖调味，每日一次，每次喝粥约150克。

功效：排毒，养颜，嫩肤。

4. 祛痘粉

把白果捣碎成粉末状，只需倒出一点在干净小碗里，加入适量纯净水，调成

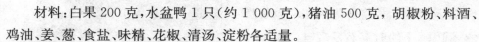

165

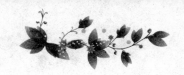

黏稠状,用棉签蘸些抹在痘痘上即可,早晚各一次。对于不特别严重的或刚刚起来的小痘痘,抹上四五次就能见到明显的效果。

使用注意

生食有毒,不可过量。

女人丰胸佳品——木瓜

中药与故事

宋代名医许叔微在《本事方》中记载一则有趣的故事:安徽广德顾安中外出,偶然腿脚肿痛,不能行走,只好乘船回家。在船上,他将两脚放在一包装货的袋子上,下船时突然发现自己腿脚肿胀疼痛竟然好了许多,感到十分惊奇,就问船家袋中装的是何物?船家回答是木瓜。顾安中回家后,就买了一些木

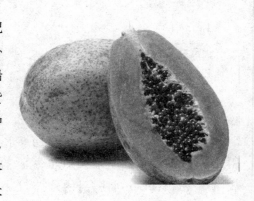

瓜切片,装于袋中,每日将脚放在上面,不久,他患的腿脚病就痊愈了。这一记载说明,木瓜确有治疗风湿痹痛的神奇功效。

来源

为蔷薇科植物贴梗海棠的干燥近成熟果实。夏、秋两季果实绿黄时采收,置沸水中烫至外皮灰白色,对半纵剖,晒干。

性味归经

味酸,性温。归肝、脾经。

功能主治

舒筋活络,和胃化湿。用于治疗湿痹拘挛,腰膝关节酸重疼痛,暑湿吐泻,转筋挛痛,脚气水肿。

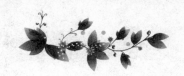

用 量

10～15 克。

食用药用

1. 银耳炖木瓜

材料：银耳 15 克，木瓜（中等大，最好是自然熟）1 只，北杏 10 克，南杏 12 克，冰糖适量。

做法：将银耳用清水浸透发开，洗净；木瓜削皮去籽，切成小块；南北杏仁去衣，洗净，连同银耳、冰糖一起放入炖煲内，加适量开水炖煮 20 分钟后即可食用。

功效：滋润养颜。经常食用能养阴润肺，使皮肤得到滋润，防止皱纹过早出现，保持皮肤幼嫩，延缓衰老。尚可治疗燥热咳嗽、干咳无痰、痰中带血等症。

2. 木瓜牛奶椰子汁

材料：木瓜 1/2 个，鲜奶 250 毫升，蜂蜜 1 大匙，椰子汁 50 毫升，碎冰块 1/2 杯（冬天可以不加冰）。

做法：木瓜去皮对剖、去籽、切块，将所有材料放入果汁机搅拌约 30 秒，即可倒出饮用。

功效：美颜瘦身，能有效消除疲劳，对消化不良者也颇有助益。

3. 木瓜橘子汁

材料：木瓜 1 个，橘子 130 克，柠檬 50 克。

做法：先将木瓜削皮去籽，洗净后切碎，捣烂取汁备用。再将橘子和柠檬切开，挤出汁液与木 瓜汁混合，搅匀即成。

功效：饮用本品能使肌肤光滑，还有助于消化、润肠，是女人必喝的饮品。

4. 木瓜沙拉

材料：木瓜、苹果、雪梨、香蕉等各种水果

做法：把木瓜剖开成两半，挖去瓜肉，做成天然容器，再将木瓜果肉、芒果、凤梨、香蕉、奇异果等水果切片后放入"木瓜碗"中，依口味掺些蜜糖，拌上沙拉酱即成。

效果：清肠、润肤、通便。

木瓜："敛肺和胃，理脾伐肝，化食止渴"，"尤专入肝，益筋走血"。

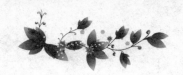

益气养阴的廉价品——黄精

中药与故事

《稽神录》记载一则传说故事："临川有士人唐遇，虐待婢女。婢逃入深山中，饥饿难忍，拔一种草根，食之颇甘美，久食不饥。一夜宿树下，听见风声，疑有虎来，及腾身而上树梢。从此夜宿树上，日行山中，常吃此草，亦无所苦。后其家人采樵所见，近之则腾身上树。归告主

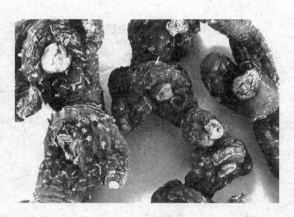

人，或曰：婢岂有仙骨，必食异草，可备肉食，婢忽见肉，大吃一顿，家人伏草中齐出，婢欲腾空而不灵，遂被捉。问其如何充饥，指山中一种草，拔数茎而归，识者辨认，乃黄精也。"

来源

本品为百合科植物滇黄精、黄精或多花黄精的干燥根茎。按形状不同，习称"大黄精""鸡头黄精""姜形黄精"。春、秋两季采挖，除去须根，洗净，置沸水中略烫或蒸至透心，干燥。

性味归经

甘，平。归脾、肺、肾经。

功能主治

补气养阴，健脾，润肺，益肾。用于脾胃虚弱，体倦乏力，口干食少，肺虚燥咳，精血不足，内热消渴。

用量

9～15 克。

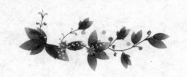

贮　藏

置通风干燥处，防霉，防蛀。

食用药用

1. 壮筋骨，益精髓，变白发

黄精、苍术各四斤，枸杞根、柏叶各五斤，天门冬三斤。煮汁一石，同曲十斤，糯米一石，如常酿酒饮。（《本草纲目》）

2. 补精气

枸杞子（冬采者佳）、黄精等份，为细末，两味揉和，捣成块，捏作饼子，饼干后复捣为末，炼蜜为丸，如梧桐子大。每服五十丸，空心温水送下。（《奇效良方》枸杞丸）

3. 治脾胃虚弱，体倦无力

黄精、党参、淮山药各一两，蒸鸡食。（《湖南农村常用中草药手册》）

4. 治胃热口渴

黄精六钱，熟地、山药各五钱，天花粉、麦门冬各四钱。水煎服。（《山东中草药手册》）

5. 补肝气，明目

蔓菁子一斤（以水淘净），黄精二斤（和蔓菁子水蒸九次，曝干）。上药，捣细罗为散。每服，空心以粥饮调下二钱，日午晚食后，以温水再调服。（《圣惠方》蔓菁子散）

6. 治糖尿病

黄精15克，山药15克，知母、玉竹、麦冬各12克。水煎服。对本病见口渴多饮、体倦乏力属气阴两虚证者有效。

7. 黄精冰糖汤

黄精30克，冰糖50克。将黄精洗净，用冷水泡发3～4小时，放入锅内，再加冰糖、适量清水，用大火煮沸后，改用文火熬至黄精熟烂。每日2次，吃黄精喝汤。

功效：养肺、润肺，止咳。

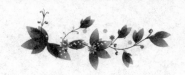

人间天堂里的养生美食——芡实

东坡巧食芡,细嚼华液咽。

固涩肾经首,补脾止泻验。

强志耳目聪,轻身与延年。

《东坡杂记》云:"人之
食芡也,必枚啮而细嚼之,
未有多嗫而咆咽者也。舌
颊唇齿,终日嗫嚅,而芡无
味,腴而不腻,足以致上池
之水。故食芡者,能使华
液通流,转相挹注。"意思
是说,芡实一枚一枚的嚼

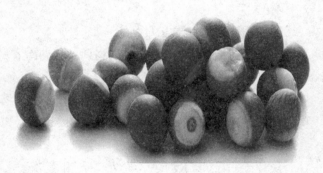

咽,每天 10～20 粒,持之以恒,长年不辍,能滋润肺脏,补益脑髓,促进消化。

来 源

本品为睡莲科植物芡的干燥成熟种仁。秋末冬初采收成熟果实,除去果
皮,取出种子,洗净,再除去硬壳(外种皮),晒干。

性味归经

甘、涩,平。归脾、肾经。

功能主治

益肾固精,补脾止泻,祛湿止带。用于梦遗滑精,遗尿尿频,脾虚久泻,白
浊,带下。

用 量

9～15 克。

食用药用

1. 山药薏米芡实粥

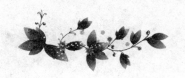

取适量的怀山药粉、薏米粉和芡实粉混合（1∶1∶1），加温水（不是冷水，也不是开水）调成糊状，等锅里的水开了把糊倒进去，用勺子搅拌别糊锅或沉底，再开锅煮10分钟左右就可以了，营养美味的山药薏米芡实粥就做好了，可以根据个人喜好添加蜂蜜或其他的调味品。

功效：补充气血，调和脾胃。

2. 芡实粥

主料：芡实米150克，糯米150克，白砂糖10克。

做法：芡实用新鲜者研烂如膏，陈者研如粉；糯米淘洗干净，两者同煮成粥，食时加少量白糖。

功效：健脾胃，止泻痢。

镇静安神壮阳找牡蛎

中药与故事

牡蛎是软体动物，身体长卵圆形，生活在浅海7米左右的泥沙中，肉味鲜美，壳生或煅可入药。李时珍在《本草纲目》中说："蛤蚌之属皆有胎生卵生，独此化生，纯雄无雌，故得牡名。曰蛎，言其粗大也。"

牡蛎又名生蚝，也叫海蛎子。欧洲人称牡蛎是"海洋的牛奶"，古罗马人把

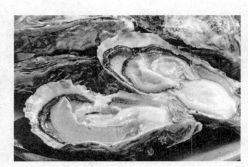

它誉为"海上美味——圣鱼"，日本人则称其为"根之源""海洋之超米"，足见其在世界美食地图上的地位之重。每到冬季的时候，牡蛎为了越冬而积极养肥自己，便成了老饕口中的上佳美味。

牡蛎外壳能承受极大的压力，每1.2平方毫米能承受100千克的压力。禁闭贝壳，需上万克的拉力。宋代著名的泉州洛阳桥，全长120米，宽5米，有46座桥墩。建造时，为使桥墩坚固，不被海潮冲走，先在堤坝上养殖几年牡蛎，而后用胶汁凝结石块建起桥墩。

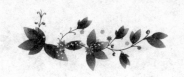

来源

本品为牡蛎科动物长牡蛎、大连湾牡蛎或近江牡蛎的贝壳。全年均可采收，去肉，洗净，晒干。

性味归经

咸，微寒。归肝、胆、肾经。

功能主治

重镇安神，潜阳补阴，软坚散结。用于惊悸失眠，眩晕耳鸣，瘰疬痰核，癥瘕痞块。煅牡蛎收敛固涩。用于自汗盗汗，遗精崩带，胃痛吞酸。

用量用法

9～30 克，先煎。

食用药用

1. 平肝潜阳

用于肝阳上亢，头晕目眩。本品咸寒质重，有类似石决明之平肝潜阳作用。多用治水不涵木，阴虚阳亢，眩晕耳鸣之证，常与龙骨、龟板、牛膝等同用，如镇肝息风汤。亦用治热病后期，灼烁真阴，虚风内动，四肢抽搐之证，每与龟板、鳖甲、生地黄等同用，如大定风珠。

2. 软坚散结

用于痰核、瘰疬、癥瘕积聚等证。牡蛎味咸，软坚散结。用治痰火郁结之痰核、瘰疬，常与浙贝母、玄参等配伍，如消瘰丸。用治血瘀气结之癥瘕痞块，多与鳖甲、丹参、莪术等配伍，近代常用治肝脾肿大有效。

3. 收敛固涩

用于滑脱诸证。本品味涩，煅用有收敛固涩作用。常与煅龙骨相须为用，治疗遗精、滑精、遗尿、尿频、崩漏、带下、自汗、盗汗等多种正虚不固，滑脱之证，并配伍相应的补虚及收涩药物。

4. 蒜蓉海蛎子

材料：海蛎子，蒜蓉，调料。

做法：① 海蛎子用刷子刷洗干净，锅里加冷水，摆好海蛎子（壳深的一面放在下面），盖好锅盖蒸至海蛎子开口即可。根据海蛎子的大小，控制好蒸的时间，一般开锅 5～10 分钟即可，蒸时间长了肉会缩小，影响口感。② 粉丝泡软，沸水煮一下。③ 海蛎子煮软后用矿泉水或凉开水洗一下，沥干水后备用。④ 准备两头蒜量的蒜蓉，爱吃蒜的人可以多放一些。⑤ 海蛎子开口后立即关

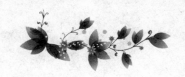

火,将上面的皮去掉,用小刀将海蛎子肉与壳分离,然后再把取下来的蛎子肉放回壳里。⑥ 锅中放入适量的花生油,油热后放入蒜蓉,小火煸炒出香味,加入适量料酒、蚝油、盐、清水,烧开后加入水淀粉勾芡,调到自己喜欢的稠度关火。⑦ 将粉丝放在海蛎子上,用勺子把调好的蒜蓉汁浇在粉丝上即可。

功效:补益肝肾。

荠菜:「明目,益胃」。

女人尿路感染的克星——荠菜

中药与故事

南京有"三月三,荠菜花煮鸡蛋"的习俗。据说农历三月三吃荠菜花煮鸡蛋的传统来源于2000多年前的古老节日——上巳节。古时候在这一天要举行重要仪式以消灾辟邪,祈求吉祥平安。

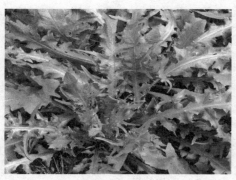

民间历来有荠菜崇拜,老百姓认为春天食用荠菜,应时而食,可以驱邪明目,吉祥而健身。所以,江南甚至还有农历三月三为荠菜生日的说法。

来源

十字花科荠菜属植物荠菜,以全草入药。

性味归经

性微凉,味甘、淡。

功能主治

凉血止血,清热利尿。用于吐血、便血、麻疹、肾结核尿血,产后子宫出血,月经过多,肺结核咯血,高血压病,感冒发热,肾炎水肿,泌尿系结石,乳糜尿,肠炎、痢疾。

食用药用

荠菜可炒食、凉拌,作菜馅、菜羹,食用方法多样,风味特殊。

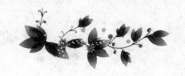

1. 荠菜豆腐汤

原料:嫩豆腐200克,荠菜100克,胡萝卜25克,水发香菇分别切成小丁。

制法:

① 嫩豆腐,熟竹笋,水面筋,水发香菇分别切成小丁。

② 将荠菜去杂,洗净,切成细末。

③ 胡萝卜洗净,入沸水锅中焯熟,捞出晾凉,切小丁。

④ 炒锅上火,加油烧至七成热,加入素鲜汤、豆腐丁、香菇丁、胡萝卜、笋丁、面筋、荠菜末、精盐、生姜末、烧沸后加入味精,用湿淀粉勾稀芡,淋上麻油,出锅装入汤碗即成。

功效:补虚益气,健脑益智,清热降压。

2. 荠菜鸡蛋汤

原料:新鲜荠菜240克,鸡蛋4个,精盐,味精,植物油各适量。

制法:

① 新鲜荠菜去杂洗净,切成段,放进盘内,将鸡蛋打入碗内,用筷子顺着一个方向拌匀。

② 炒锅上旺火,放水加盖烧沸,放入植物油,接着放入荠菜,再煮沸,倒入鸡蛋稍煮片刻,加入精盐,味精,盛入大汤碗内即成。

功效:补心安神,养血止血,清热降压。

3. 荠菜荸荠汤

原料:荠菜100克,荸荠100克,水发香菇50克,植物油、湿淀粉、麻油、精盐、味精各适量。

制法:

① 荠菜去除老,黄叶片,清水洗净,取刀碎成末。

② 荸荠去皮和香菇一起放入清水里洗净,各切成小丁状。

③ 炒锅上旺火,放油烧热,倒入菜丁翻炒后,注入适量清水,煮沸,倒入荠菜末,再煮15分钟,放入精盐、味精、麻油调味、以适量淀粉勾芡即成。

功效:鲜香可口,清热降压。

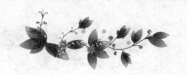

老人尿频尿失禁食物——益智仁

中药与故事

据说,唐朝有一个经历数次举人考试未中的秀才,因多年未能如愿,思虑过度,劳心伤神,不思饮食;又常失眠多梦,尤其读书时常健忘,非常痛苦。久而久之,他肾气更加虚弱,夜尿频繁,真是苦恼不堪。

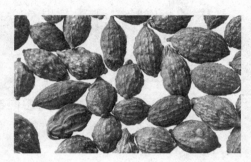

一天深夜,他又无法安眠,只好爬起来,坐在家中前院的草丛边,望着星空。此时肚子咕噜咕噜叫了,才想起忘记吃晚饭了。他起身欲入屋里,却看见杂草丛中有几棵貌似山姜的植物,半月前曾看过的粉红色长穗花朵早已凋谢多日,现在已经结出红棕色纺锤形果实,便顺手摘下放进口中,这才发现这果实芬芳可口,便一连多吃了数颗,没想到激起了他的食欲。

此后连续数日,他都要去摘吃此果。一段时日后,发觉睡眠极好,夜尿少了,脾胃也大开,精神好转。次年他高中举人,为了感谢这神奇的植物,便给它取了"益智仁"的名字。

来　源

本品为姜科植物益智的干燥成熟果实。夏、秋间果实由绿变红时采收,晒干或低温干燥。

性味归经

辛,温。归脾、肾经。

功能主治

温脾止泻,摄涎,暖肾,固精缩尿。用于脾寒泄泻,腹中冷痛,口多唾涎,肾虚遗尿,小便频数,遗精白浊。

用　量

3～9克。

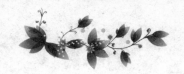

食用药用

1. 治梦泄

益智仁二两（用盐二两炒，去盐），乌药二两。上为末。用山药一两为糊。和丸如梧子大。每服五十丸，空心临卧盐汤下，以朱砂为衣。（《世医得救方》三仙丸）

2. 治小便赤浊

益智仁、茯神各二两，远志、甘草（水煮）各半斤。为末，酒糊丸，梧子大。空心姜汤下五十丸。（《本草纲目》）

3. 治疝痛

益智仁、干姜（炮）、甘草（炙）、茴香（炒）各三钱，乌头（炮，去皮）、生姜各半两，青皮（去白）二钱。上细切。每服四钱，水二盏，入盐少许，煎至七分，去滓，空心食前温服。（《济生方》益智仁散）

4. 益智仁茶饮

将益智仁捣碎，与茶一起放入茶杯中，用开水冲泡。

5. 益智仁粥

先将益智仁水煎两次，取药液，再加入大米和清水一起煮粥。

6. 治脾气虚寒、小便频数、遗尿不止

乌药、益智仁各等份，山药适量。将乌药和益智仁研成细末，用酒煮山药为糊，将药末和山药糊成如梧桐子大的丸子，米汤送服。

痔疮出血的良药——槐树花

中药与故事

国槐树又叫本槐，我国早在春秋时代就有种植，深受先人的崇拜，并留下许多神奇的传说。《周礼·秋官·朝士》有"面三槐，三公位焉"的记载，说的是周朝宫殿外种三棵槐树，三公朝见天

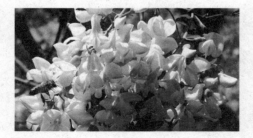

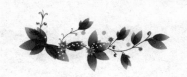

子在这里站立（周代以太师、太傅、太保为三公）。后来人们把槐树视为富贵和福分的象征。

到了明清时期，北方人南迁后，把槐树作为故乡的化身。民间流传着这样的话："要问祖先在何处，山西洪洞老槐树"。近现代不少文学作品也常常以槐树为媒介，展开许多动人的故事。如戏剧《天仙配》里老槐树成了董永和七仙女的媒人。

来 源

本品为豆科植物槐的干燥花及花蕾。夏季花开放或花蕾形成时采收，及时干燥，除去枝、梗及杂质。前者习称"槐花"，后者习称"槐米"。

性味归经

苦，微寒。归肝、大肠经。

功能主治

凉血止血，清肝泻火。用于便血，痔血，血痢，崩漏，吐血，衄血，肝热目赤，头痛眩晕。

用 量

5～9克。

食用药用

1. 用于出血诸症

槐花主治肠风便血，痔血，血痢，尿血，血淋，崩漏，吐血，衄血，肝火头痛，目赤肿痛，喉痹，失音，痈疽疮疡。临床上槐花多作为治疗便血的常用药，用于大肠湿热引起的痔出血、便血、血痢及血热引起的吐血、衄血。一般为煎服，10～15克。外用适量。脾胃虚寒及阴虚发热而无实火者慎服。

2. 治疗银屑病

取槐花炒黄研成细粉，每次1钱，每日2次，饭后用温开水送服。亦可将槐花制成蜜丸内服，剂量同上。此药对有胃肠道疾病的人有一定副作用，服药时加用维生素 B_1、B_6 可以缓解。也有部分病人开始有腹泻，几天后自行消失，因此服药宜从小剂量开始，2～3天后加至全量。

3. 治疗暑疖

用干槐花米1～2两，加水1 500毫升煎汁，用棉花蘸洗局部。药汁可反复加热，每日洗2～3次。同时将药渣捣烂如泥敷于患部。一般用药1～2日后局部即可消肿而愈。

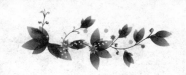

生食南瓜子防治前列腺炎

传说很久以前,南山脚住着一户穷人,家有一女,取名黄花。有年灾荒,黄花的父母年老多病,奄奄一息。那天正值八月十五,黄花在南山杂草丛中发现两个圆形野瓜。她采回来煮给父母吃,两老吃了后,竟病愈。后来,黄花把瓜子种在地里,第二年收获了许多同样的圆瓜,因为这是从南山采来的,就叫它

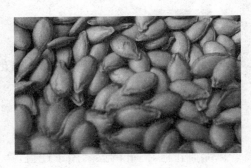

南瓜。八月十五吃南瓜治病的风俗也由此传下来了。

来 源

葫芦科南瓜属植物南瓜的种子。

性味归经

甘,平。归胃、大肠经。

功能主治

具有驱除寄生虫、降低 LDL 胆固醇、抗炎、抗氧化、缓解高血压、降低膀胱和尿道压力等作用,毒性很小。

食用药用

1. 防治前列腺炎

前列腺炎为男性高发病,每天吃上 50 克左右的南瓜子,生熟均可,可较有效地防治前列腺疾病。这是由于前列腺分泌激素功能靠脂肪酸,而南瓜子就富含脂肪酸,可使前列腺保持良好功能。美国研究人员曾经发表的科研论文也指出,"每天坚持吃一把南瓜子就可治疗前列腺肥大,并使第二期症状恢复到初期,明显改善第三期病情,因为南瓜子之中的活性成分可消除前列腺初期的肿胀,同时还有预防前列腺癌的作用。

2. 驱虫杀虫

南瓜子有很好的杀灭人体内寄生虫(如蛲虫、钩虫等)的作用。对血吸虫也

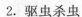

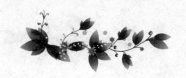

具有很好的杀灭作用,是血吸虫症的首选食疗之品。

3. 南瓜的食疗方

① 治便秘:南瓜 500 克,早、晚分两次与豆腐烹食。

② 治胃病:南瓜 500 克,粳米 60 克,共煮粥食。适合于胃病及十二指肠溃疡患者。

③ 治哮喘:南瓜 750 克,麦芽糖 250 克,姜汁 50 克。将南瓜去籽切块,加水煮至烂熟,再加入麦芽糖和姜汁,以文火熬成膏,每日早、晚各吃 150 克。此方适用于寒热痰喘性哮喘。

④ 治高血压:南瓜 250 克,煮汤,饮汤食瓜,早、晚各 1 次,连食 1 个月。以后可间歇食用。

4. 外治烧烫伤

南瓜肉和南瓜瓤,捣成糊状,敷伤处,每日换药 2 次。烫伤或轻度烧伤,一般 3 天可愈。

5. 外治扁平疣

嫩南瓜 1 个,用针刺几个孔,将从孔中流出的汁液收集备用。将患处洗净,取南瓜汁液涂患处,每日 2 次。一般 3～4 日后疣体会自行脱落,不留痕迹。

上中下通补的山药

山药:「益肾气,健脾胃,止泄痢,化痰涎,润皮毛」。

中药与故事

《湘中记》载:东晋永和初年,有一个采药人来到衡山,迷路粮尽,坐在悬崖下休息。忽看到有一老翁,神采奕奕,正对着石壁看书。采药人以饥饿告之,老翁给他食物吃(食物即为山药),并指点他出山之路。采药人走了六天才回到家,而仍不知饥,由此方知山药功效神奇。

来源

本品为薯蓣科植物薯蓣的干燥根茎。冬季茎叶枯萎后采挖,切去根头,洗净,除去外皮及须根,干燥;也有选择肥大顺直的干燥山药,置清水中,浸至无干心,焖透,切齐两端,用木板搓成圆

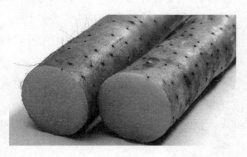

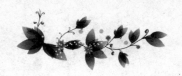

柱状,晒干,打光,习称"光山药"。

性味归经

甘,平。归脾、肺、肾经。

功能主治

补脾养胃,生津益肺,补肾涩精。用于脾虚食少,久泻不止,肺虚喘咳,肾虚遗精,带下,尿频,虚热消渴。麸炒山药补脾健胃。用于脾虚食少,泄泻便溏,白带过多。

用 量

15~30克。

食用药用

1. 山药萝卜粥

材料:糯米,大米,山药,萝卜,香菇,姜片2片。

做法:① 糯米和大米洗净浸泡10分钟。② 山药去皮切段水浸泡,萝卜去皮切小块,香菇洗净切小粒。③ 锅中水烧开放萝卜和香菇焯烫,大米、萝卜、香菇放内胆。④ 放山药、热水,电压锅煮粥。⑤ 加盐调味,滴几滴香油拌匀,盛碗中撒上葱花即可。

功效:滋养强壮,助消化。

2. 玫瑰山药泥

原料:山药500克,玫瑰花茶1小把,奶粉2大勺,细砂糖2大勺。

做法:① 山药入锅蒸熟,蒸熟的山药放入盆中。② 趁热放入干玫瑰花,放入适量奶粉。③ 放入适量细砂糖调味,把山药碾成泥,搅拌均匀,用模具造型即可。

功效:健脾除湿,美容养颜。

3. 山药炒羊肉

原料:羊肉200克,山药1跟,香芹2根,红尖椒2个,食盐半勺,姜3克,蒜5瓣,料酒1大勺,生抽1大勺,老抽半勺,香油1小勺,大葱1段,植物油和白胡椒粉适量。

做法:① 将羊肉切成片,香芹切段,葱姜蒜切片,红椒切圈。② 将山药去皮切厚点的片,入开水锅中焯个10秒钟捞出备用。③ 锅入油加热,下入羊肉片炒断生后立刻盛出。④ 净锅再入油,炒香葱姜蒜,下入羊肉片、香芹段、红椒圈炒片刻。⑤ 再加入料酒和山药,快速加入生抽、老抽、盐和白胡椒粉大火炒匀,最后淋入香油即可。

功效:补肾温阳疗虚喘。

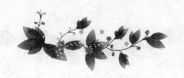

陈皮是个宝，越陈效越好

中药与故事

相传宋朝天圣元年，范仲淹在东台任盐仓监官，当时他的母亲体弱多病又不愿服用汤药。为此，范仲淹一筹莫展，忧心忡忡。有一天，他前往拜访一位东台名医，这位名医见他求医心切，便给了范仲淹一个良方：用糯米配以中药，制成药酒饮用。于是，范仲淹立刻找来中药和调酒师，制成此酒，范仲淹

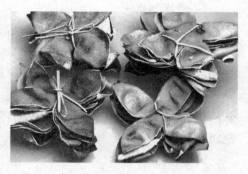

的母亲饮用后果然身体逐渐康复起来，而这种酒，就是陈皮酒。

来源

本品为芸香科植物橘及其栽培变种的干燥成熟果皮。药材分为"陈皮"和"广陈皮"。采摘成熟果实，剥取果皮，晒干或低温干燥。

陈皮固然是橘皮制作，但要经过一段时间的贮存才行，故名陈皮，也称"贵老"。但是这个也是有限度的，如果无限期使之陈久多年，反失药效。一般而言，2～5 年的使用期比较适合。

性味归经

苦、辛，温。归肺、脾经。

功能主治

理气健脾，燥湿化痰。用于胸脘胀满，食少吐泻，咳嗽痰多。

用量

3～9 克。

食用药用

1. 陈皮茶

陈皮 3～8 克，加适量开水泡茶，一般茶和水的比例为 1∶70。可以依个人习惯以及陈皮的年份浓淡自调。

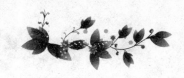

2. 降脂茶

陈皮五钱、山楂三钱、甘草一钱、丹参二钱,以 1 500 毫升水煮沸后小火煮 20 分钟,过滤即可饮用。

3. 陈皮麦芽茶

麦芽五钱、陈皮三钱、神曲二钱、甘草一钱或冰糖少许,以 1 000 毫升水煮沸,小火煮 15 分钟,过滤即可饮用。

4. 做成陈皮粥

材料:陈皮 10 克(鲜者加倍),大米 100 克。

做法:将陈皮择净,切丝,水煎取汁,加大米煮为稀粥服食,或将陈皮研末,每回取 3～5 克,调入已沸的稀粥中,同煮为粥服食,每日 1 剂,连续 3～5 天。

除此之外,还可以在粥中加入其他材料,做成具有不同效用的粥,比如说:陈皮茯苓粥、黄花陈皮粥、陈皮花生粥、陈皮海带粥、陈皮瘦肉粥等等,既美味又健康养生。

5. 陈皮红豆沙

材料:红豆 200 克,陈皮 50 克,大米 200 克。

做法:① 红豆,泡水 2 小时以上,或者过夜。② 陈皮用清水泡软后,洗净外皮,并用小刀轻轻刮去内层的白膜,切成细丝。③ 准备一口小锅,添大半锅水,水开后加入泡过的红豆和处理过的陈皮以及大米。④ 水开后转小火,待水熬剩一半时,再添冷水入锅。⑤ 小火熬 2 小时以上,其间要注意搅动,不要糊了锅底。若水少可继续添加冷水。⑥ 见红豆已经煮开花、起沙后加入冰糖。⑦ 煮至红豆完全开花起沙,汤汁变浓稠之后,即可关火。

抗癌标兵——薏苡仁

中药与故事

相传东汉时期南方一带流行瘴气,患病的人手足麻木、下肢浮肿,进而发展为全身肿胀。由于病多从下肢起,故称之为"脚气病"。

号称"伏波将军"的马援,奉汉光武帝刘秀之命,率兵远征广西,平息南疆之乱。军中士卒都是北方人,染此病者颇多,仗也不能打。马援只好下令安营扎寨,请随军郎中诊治,可随军郎中从没治过这种病。眼看患病将士日益增多,马

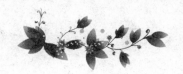

援便下令贴告示："只要有人献方能治这种病，悬赏白银五百两。"告示贴在大营门外，可是一天、两天、三天过去了，没见有人来献方，直等到第七天，只见一个手拿着一根打狗棍的乞丐来到营门外，看了告示后随将它揭下来。于是士兵们将乞丐带到大营内，马援便问：

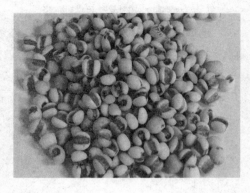

"你有何妙方？"乞丐笑一笑，从讨饭罐里拿出一把像珠子一样的东西说："这叫'慧珠子'，也叫'薏苡仁'，这边田里都有种植，用它煎汤，喝完后就会好的。"马援半信半疑，遂让士兵采集一些来试一试。没想到乞丐献的方子治瘴真灵验，患病的士兵服了薏苡仁汤后很快全好了。

来源

本品为禾本科植物薏苡的干燥成熟种仁。秋季果实成熟时采割植株，晒干，打下果实，再晒干，除去外壳、黄褐色种皮及杂质，收集种仁。

性味归经

甘、淡，凉。归脾、胃、肺经。

功能主治

健脾渗湿，除痹止泻，清热排脓。用于水肿，脚气，小便不利，湿痹拘挛，脾虚泄泻，肺痈，肠痈；扁平疣。

用量

9～30克。

食用药用

1. 薏米粉

薏米磨粉，在加热的鲜牛奶中冲入少许薏米粉，搅拌匀后，配合早餐进食，又可美白肌肤。

2. 薏米粥

薏苡仁、糯米各20克，木耳10克，猪肝40克。木耳泡发，猪肝切碎末，加适量清水，共同煮粥食用。

3. 薏米汤

薏苡仁、红小豆各50克，山药10克，梨1个，所有材料洗净，梨去皮，加清水适量，大火烧开后小火片刻，加冰糖即可。

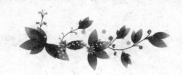

4. 治疗慢性非特异性结肠炎

土炒薏苡仁 200 克,大黄、芡实、沙炒鸡内金、蜜麸炒山药、炒焦粳米、炒焦糯米各 100 克,土炒焦白术 150 克,蜜麸炒枳壳 50 克,清炒木香 20 克。出血甚者,加血竭、三七、地榆炭各适量。将上药共研极细末,密封备用。用时,每日取药末 40 克,分 3 次以热水调糊服用,20 日为 1 个疗程,疗程间相隔 7 日。

5. 治疗下肢丹毒

生薏苡仁、忍冬藤各 30 克,金银花、黄柏、山栀、大黄、牡丹皮、茯苓、泽泻、萆薢、车前子(包)各 9 克,生地黄、川牛膝、虎杖各 12 克。每日 1 剂,水煎服,1 周为 1 个疗程。

6. 治疗慢性鼻窦炎

薏苡仁、冬瓜皮各 50 克,加水 500 毫升,以文火煎成稀粥样,去冬瓜皮。每日 1 剂,早饭及晚饭后 1 小时各服 1 次,食薏苡仁喝汤,7 日为 1 个疗程。

7. 治疗肠痈(急性阑尾炎)

薏苡仁 15 克,冬瓜子 30 克,桃仁 10 克,牡丹皮 6 克。水煎,去渣,温服。

便秘克星火麻仁

中药与故事

在广西的西北部山区里有个叫巴马的地方,是一个长寿圣地,这里是老寿星们聚集的地方,甚至有多位百岁寿星。这个神秘的长寿现象引发了国际国内专业研究人员的高度兴趣,不少专家实地考察后认为,当地清新的空气、优质的水源等优良的自然条件,是巴马老人长寿的重要因素。经过进一步的深入考察,专家们又发现了巴马地区不同于其他地方的长寿关键秘方——长寿火麻汤。

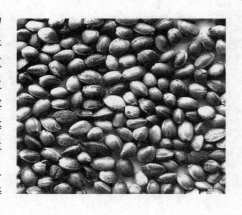

火麻汤的原料主要为火麻仁,在中国已经有千年的食用历史了。在巴马,几乎家家户户都要吃火麻仁,拿它做菜或者做汤,当地人管这种汤叫"长寿汤"。

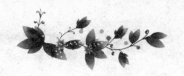

根据相关数据统计,巴马人一年要吃掉 15 千克的火麻仁。现在巴马人还保留食用火麻仁的传统,而"火麻汤"也成为当地人眼中最具特色的长寿秘方。

来 源

本品为桑科植物大麻的干燥成熟果实。秋季果实成熟时采收,除去杂质,晒干。

性味归经

甘,平。归脾、胃、大肠经。

功能主治

润肠通便。用于血虚津亏,肠燥便秘。

用 量

9～15 克。

食用药用

1. 治呕逆

麻仁三合,熬,捣,以水研取汁,着少盐吃。(《近效方》)

2. 治大便不通

研麻子(火麻仁),以米杂为粥食之。(《肘后方》)

3. 火麻仁紫苏粥

取火麻仁 15 克,紫苏 10 克,粳米适量,混合一起熬粥喝。

4. 火麻仁茶

把火麻仁和芝麻炒黄,碾碎,然后用纱布把残渣过滤掉,只要粉末。之后用细布包起来放在开水中煮几分钟,最后放一点糖就可以喝了。

5. 火麻仁酒

火麻仁 150 克,研为细末。用米酒 500 克浸泡,酌量服。

降糖防癌食品——牛蒡子

中药与故事

日本《成西隐士显秘录》记一则故事:之前日本的原侯侍臣有一位名叫佐久间的,家中有一位仆人。一天仆人手指肿,渐及腕,且痛甚。佐久间见之大惊,立命藩医治。藩医诊断为脱疽,治之无效。这位仆人偶然间奉主命赴某家,某家有老妪对他说,牛蒡叶加食盐糊和贴患处,数日即可愈。仆喜甚,归后随购牛

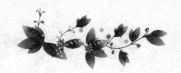

蒡叶,如老妪所说试之,没多久痛渐减,肿亦消,
三日而痊愈。

来源

本品为菊科植物牛蒡的干燥成熟果实。秋
季果实成熟时采收果序,晒干,打下果实,除去杂
质,再晒干。

性味归经

辛、苦,寒。归肺、胃经。

功能主治

疏散风热,宣肺透疹,解毒利咽。用于风热感冒,咳嗽痰多,麻疹,风疹,咽
喉肿痛,痄腮丹毒,痈肿疮毒。现代研究,牛蒡子还可用于防治糖尿病肾病,牛
蒡果实含牛蒡甙经水解生成的牛蒡甙元具有抗癌活性。

用量

6～12克。

食用药用

1. 用于风热感冒,咽喉肿痛

风热感冒、咽喉肿痛,常配银花、连翘、荆芥、桔梗等同用,如银翘散;若风热
壅盛,咽喉肿痛,热毒较甚者,可与大黄、薄荷、荆芥、防风等同用,如牛蒡汤;若
风热咳嗽,痰多不畅者,常配荆芥、桔梗、前胡、甘草。

2. 用于麻疹不透

用治麻疹不透或透而复隐,常配薄荷、荆芥、蝉蜕、紫草等同用,如透疹汤。

3. 用于痈肿疮毒,痄腮喉痹

治风热外袭,火毒内结,痈肿疮毒,兼有便秘者,常与大黄、芒硝、栀子、连
翘、薄荷等同用;该品配瓜蒌、连翘、天花粉、青皮等同用,又可用治肝郁化火,胃
热壅络之乳痈证,如瓜蒌牛蒡汤;该品配玄参、黄芩、黄连、板蓝根等同用,还可
用治瘟毒发颐、痄腮喉痹等热毒之证,如普济消毒饮。

4. 预防猩红热

取牛蒡子炒研成粉,过筛储存备用。2～5岁者每次1克,5～9岁者每次
1.5克,10～15岁者每次2克,成人每次3克,每天3次,饭后用温开水送服,共
服2天。

5. 治疗咽喉肿痛

牛蒡子、板蓝根、桔梗、薄荷、甘草,水煎服。

妇人养血自制阿胶膏

中药与故事

核桃与阿胶制作成膏食用,在近代民间当作寻常食品,这个风气的形成与慈禧太后有很大关系。《清宫叙闻》记载道:"西太后爱食胡桃阿胶膏,故老年皮肤滑腻,不现垂老之色"。

而更早的渊源则出在民间秘方,人称"贵妃美容膏",其配方除了胡桃阿胶,还要加黑芝麻、黄酒以及冰糖。据说此方由唐代杨贵妃所创,常服可以养血润肤,使头发乌黑。《全唐诗·宫词补遗》中有诗为证:"铅华洗尽依丰盈,鱼落荷叶珠难停。暗服阿胶不肯道,却说生来为君容。"

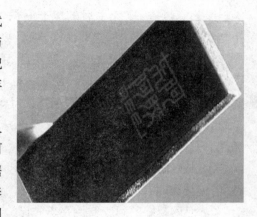

来源

本品为马科动物驴的干燥皮或鲜皮经煎煮、浓缩制成的固体胶。

性味归经

甘,平。归肺、肝、肾经。

功能主治

补血滋阴,润燥,止血。用于血虚萎黄,眩晕心悸,肌痿无力,心烦不眠,虚风内动,肺燥咳嗽,劳嗽咯血,吐血尿血,便血崩漏,妊娠胎漏。

用量

烊化兑服,3~9克。

食用药用

阿胶最好的吃法就是做成阿胶膏,味道好、营养全、方便携带,对健康人也能增强体质,保持精力充沛,减少疾病的发生。阿胶膏以传统中医药膳工艺结合营养学技术,精选药食同源食材,如经典食疗配方,以核桃仁、黑芝麻与阿胶精制而成,服用方便,深受人们喜爱。

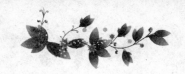

阿胶膏制作：

（1）原料配比：阿胶 250 克，黑芝麻 250 克，核桃仁 200 克，冰糖 200 克，黄酒 250 克。出成品近 1 000 克，通俗点说就是半斤阿胶能出 2 斤阿胶糕。

（2）制作过程

① 准备：

阿胶、冰糖直接用打粉机打成粉备用。

黑芝麻炒香：取晾干后的黑芝麻放入炒锅内，用文火缓慢加热，并不断搅拌，至气味略带香气时，立即出锅，降温备用。

核桃仁炒香：称取核桃仁，经挑选、清洗、炒香后备用。

② 把阿胶粉、冰糖粉加入黄酒放在不锈钢锅内，先搅拌均匀后，开始打开电磁炉开关，用文火加热，并不断搅拌使其熔化，熬胶。

③ 观察溶液的沸腾状况，看到泡沫由浅变深时，改用小火加热，并加速搅拌。

④ 观察糖胶液在从搅拌铲向下流动时的状态，当由原来的几条线变成一线时（俗称挂旗时）。

⑤ 把熬制好的阿胶糕倒在事先已涂上油的不锈钢盘上，用木铲整平；加入炒香的黑芝麻、核桃仁，加速搅拌使之均匀。

⑥ 在自然条件下冷却，在冬天常温放置 8～10 小时即可。夏天温度高时，放冰箱内冷冻 1 小时左右即可变硬成型，取出放缓后，然后用刀切成块。

如果怕粘在一起不方便取用，可用糯米纸分开包装，冰箱冷藏贮存。

阿胶糕中可加入枸杞子、葡萄干、花生仁、瓜子仁、红枣等常用食品原料，丰富口味。

久食赤小豆可减肥利湿消肿

中药与故事

北宋仁宗年间的一个春天，皇帝赵祯一日起床觉得耳下两腮部发酸、隐隐作痛，用手一摸，感到有些肿胀，遂唤来御医。御医给赵祯切脉后，又细细察看了两腮，然后奏道："陛下此症，名谓痄腮（腮腺炎），乃风温病毒之邪，由口鼻而入所致。当以普济消毒饮内服、如意金黄散处敷，可保龙体安康。"

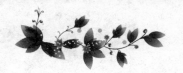

不料三天之后，皇帝病情恶化，恶寒发热，倦怠呕吐、两腮肿痛坚硬，张口困难……御医们束手无策。不久，一张皇榜张贴在宫门："凡能治愈皇上之疾者，必有重赏。"

京城有个姓傅的走方郎中，看到那张皇榜，心想：近日生意清淡，无人问津，衣食无着。这皇帝既是生的痄腮，有何难哉？于是返回住处，取出赤小豆若干，研成细末，以水调成糊状，美其名曰"万应鲜凝膏"，然后揭下皇榜，进宫献给皇帝敷上。一连三天，竟治好了皇帝的痄腮。自此以后，傅郎中名闻京城，病人络绎不绝，应接不暇。

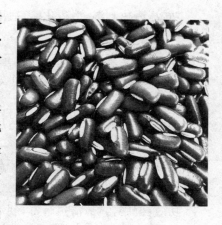

来源

本品为豆科植物赤小豆 Phaseolus calcaratus Roxb. 或赤豆 Phaseolus angularis Wight 的干燥成熟种子。秋季果实成熟而未开裂时拔取全株，晒干，打下种子，除去杂质，再晒干。

性味归经

甘、酸，平。归心、小肠经。

功能主治

利水消肿，解毒排脓。用于水肿胀满，脚气肢肿，黄疸尿赤，风湿热痹，痈肿疮毒，肠痈腹痛。

用量

9～30 克。外用适量，研末调敷。

食用药用

1. 用于大肠癌

赤小豆 20 克，薏苡仁 20 克，粳米 50 克。将赤小豆、薏苡仁洗净，置锅中，加清水 1 000 毫升，加粳米，急火煮开 5 分钟，改文火煮 30 分钟，成粥，趁热食用。

功效：清热除湿，适用于大肠癌属湿热下注者，症见腹胀腹痛、里急后重、肛门发热、小便赤等。

2. 养颜解毒

赤小豆 30 克，鸡内金 10 克。先将鸡内金研末，然后按照平常方法煮赤小豆，于赤小豆将熟时，放入鸡内金末调匀，可作早餐食用。

赤小豆：「消热毒，散恶血，除烦满，通气，健脾胃」。

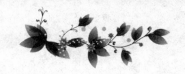

功效：清热利湿、消积化瘀，适用于颜面部青春痘、黄褐斑、身体肥胖女性。

3. 用于肾炎水肿

赤小豆 30 克，西瓜皮 15 克，玉米须 15 克，冬瓜皮 15 克。把所有配料捣烂，放入砂锅，用水煎煮 2 次，每次 30 分钟，合并汁液，冲成 300 毫升。每天 3 次，每次 100 毫升。

功效：清热解毒、利水消肿，适用于肾炎水肿、小便不利、尿路感染等。

4. 赤豆粥

赤豆 30～50 克，水煮至半熟，放入粳米 100 克同煮粥，以淡食为宜，加白糖调味食用亦可。

功效：健脾益胃，清热解毒，利水消肿，还有通乳作用。适用于水肿病，下肢湿气，小便不利，大便稀薄，身体肥胖，产后乳汁不足等。

来自大海的瘦身佳品——昆布

来　源

本品为海带科植物海带 Laminaria japonica Aresch. 或翅藻科植物昆布 Ecklonia kurome Okam. 的干燥叶状体。夏、秋两季采捞，晒干。

性味归经

咸，寒。归肝、胃、肾经。

功能主治

软坚散结，消痰，利水。用于瘿瘤，瘰疬，睾丸肿痛，痰饮水肿。

用　量

6～12 克。

食用药用

1. 治瘿瘤、瘰疬

昆布 50 克，猪瘦肉 50 克炒食。每日 2 次。或昆布 50 克，水煎服，每日 2 次。

2. 治皮肤湿毒瘙痒

昆布 50 克，绿豆 50 克，红糖 50 克水煮服食，每日 1 次。

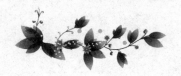

3. 暑热、高血压、高血脂

昆布 30 克,冬瓜 100 克,薏苡仁 30 克同煮汤。加适量白糖食用,每日 1 次。

4. 治睾丸肿痛

昆布 15 克,海藻 15 克,小茴香 6 克,水煎服,每日 1 次。

5. 治缺碘性及青春期甲状腺肿大

昆布 25 克,发菜 10 克,蚝豉 100 克,同煮汤,经常食用。

6. 昆布粥

昆布 10～15 克,粳米 100 克,猪瘦肉适量,同煮粥,用适量食盐(或白糖)调味食用。

功效:软坚,降压,利尿作用,适用于高血压,动脉硬化及慢性支气管炎咳喘等。

7. 昆布冬瓜薏米汤

昆布(或海藻)30 克,冬瓜 100 克,薏米 10 克,同煮汤,用适量白糖调味食用。

功效:降血压,降血脂,清暑解热,利湿健脾,防癌。

昆布:「主十二种水肿,瘿瘤聚结气」。